功能泌尿外科手术学

主　审　王建业　廖利民

主　编　许克新

副主编　陈　忠　申吉泓　胡　浩

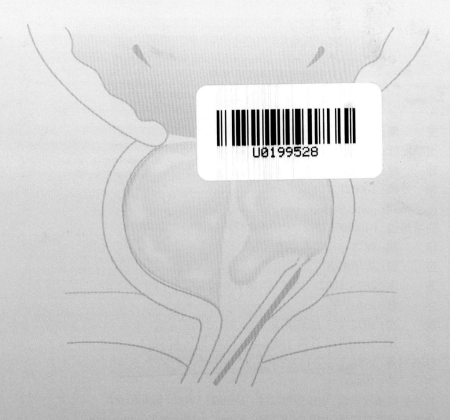

人民卫生出版社

·北京·

图书在版编目（CIP）数据

功能泌尿外科手术学 / 许克新主编 . —北京：人
民卫生出版社，2022.7
ISBN 978–7–117–32943–9

Ⅰ. ①功…　Ⅱ. ①许…　Ⅲ. ①泌尿系统外科手术
Ⅳ. ①R69

中国版本图书馆 CIP 数据核字（2022）第 043096 号

人卫智网	www.ipmph.com	医学教育、学术、考试、健康， 购书智慧智能综合服务平台
人卫官网	www.pmph.com	人卫官方资讯发布平台

功能泌尿外科手术学
Gongneng Miniao Waike Shoushuxue

主　　编：许克新
出版发行：人民卫生出版社（中继线 010-59780011）
地　　址：北京市朝阳区潘家园南里 19 号
邮　　编：100021
E - mail：pmph @ pmph.com
购书热线：010-59787592　010-59787584　010-65264830
印　　刷：廊坊一二〇六印刷厂
经　　销：新华书店
开　　本：787×1092　1/16　印张：12
字　　数：255 千字
版　　次：2022 年 7 月第 1 版
印　　次：2022 年 8 月第 1 次印刷
标准书号：ISBN 978-7-117-32943-9
定　　价：198.00 元

打击盗版举报电话：010-59787491　E-mail：WQ @ pmph.com
质量问题联系电话：010-59787234　E-mail：zhiliang @ pmph.com
数字融合服务电话：4001118166　E-mail：zengzhi @ pmph.com

编 者 (按姓氏笔画排序)

王 起　北京大学人民医院

王 颂　吉林大学第一医院

文 伟　上海市第一人民医院

申吉泓　昆明医科大学第一附属医院

田 龙　首都医科大学附属北京朝阳医院

刘 征　华中科技大学同济医学院附属同济医院

许克新　北京大学人民医院

孙屹然　北京大学人民医院

杜广辉　华中科技大学同济医学院附属同济医院

李佳怡　上海交通大学医学院附属仁济医院

吴 芃　南方医科大学南方医院

沈 宏　四川大学华西医院

张 帆　中国康复研究中心/北京博爱医院

张林琳　西安交通大学第一附属医院

张国喜　北京大学人民医院

张晓鹏　北京大学人民医院

陈 忠　华中科技大学同济医学院附属同济医院

陈京文　北京大学人民医院

杰勒德·亨利　美国路易斯安那州什里夫波特区域泌尿外科

罗德毅　四川大学华西医院

胡 浩　北京大学人民医院

姚友生　中山大学孙逸仙纪念医院

郭小林　华中科技大学同济医学院附属同济医院

黄广林　北京积水潭医院

谢立平　浙江大学医学院附属第一医院

谢克基　广州市第一人民医院

廖利民　中国康复研究中心/北京博爱医院

序 一

功能泌尿外科学具有广阔的发展前景，2018年许克新教授主编的《功能泌尿外科学》出版，该书系统、全面、深入地阐述了功能泌尿外科学的内涵，对国内功能泌尿外科学的发展起到了积极的推动作用。

随着外科技术的发展与手术理念的更新，功能泌尿外科领域的手术也不断推陈出新，并趋于微创化、精细化、功能化。因此，保持功能泌尿外科的手术精准度，在提高手术疗效的同时避免并发症的危害是功能泌尿外科手术的发展方向。许克新教授组织国内该领域的一些知名专家编写的这本《功能泌尿外科手术学》，正是体现了这样的特点与思考，并使功能泌尿外科领域从理论到实践日臻完善。

本书既聚焦功能泌尿外科的常见术式，也介绍了一些新的术式，清晰地描述了手术的每一步骤、有关技巧及并发症的防范与处理，并配有相应视频，可以对读者有所启发，并推动相关手术技术的推广与普及。本书的编者均为该领域的资深专家，对于功能泌尿外科手术有较深的造诣，因此该书具有较高的学术性与实用性，必将为从事该领域的泌尿外科医生提供有益的参考。

许克新教授是功能泌尿外科领域的知名专家，相信本书必将进一步促进功能泌尿外科事业的发展与提高！热烈祝贺本书的出版发行！

王建业

2022年6月

序 二

　　功能泌尿外科学是近 10 年来得到业内关注的泌尿外科新领域。为了促进学科的发展,普及推广功能泌尿外科手术技术,迫切需要将功能泌尿外科的手术方法进行归纳总结,以使其规范化、模式化,方便各级医生提高整体技术水平。

　　许克新教授在 2018 年主编《功能泌尿外科学》一书之后,又完成了《功能泌尿外科手术学》一书,这是对《功能泌尿外科学》一书的有益补充,有理论、有实践,将完整的功能泌尿外科学体系展现给读者。

　　此书的编者多具有丰富的功能泌尿外科临床经验,书中的内容是各位编者多年实践经验的厚积薄发,涵盖了男性、女性尿失禁的吊带手术、骶神经调控术、肠道膀胱扩大术、前列腺剜除术等常见术式每一步关键细节的描述和指导,还囊括了 Allium 支架置入术等新的术式,是各位编者研究、探索和创新的结晶。本书重点突出、图文并茂,大部分术式都配有示范手术视频,为初学者及青年医生提供了非常好的学习资料,是一本有较高学术价值、方便实用的参考书。因此我非常愿意向广大泌尿外科读者推荐,希望此书的出版能提高泌尿外科医生在功能泌尿外科领域的整体技术水平,从而进一步推动功能泌尿外科的发展。

　　衷心祝贺许克新教授主编的《功能泌尿外科手术学》出版!

廖利民

2022 年 6 月

前 言

2018 年 12 月,本人主编的《功能泌尿外科学》正式出版。在过去的 3 年中,此书受到泌尿外科尤其是从事功能泌尿外科专业同道们的认可与关注,业界"功能泌尿外科"专题研讨会和论坛也日益增加。随着功能泌尿外科专业的发展,相关的治疗方法日臻完善,各种术式不断推陈出新。对于从事功能泌尿外科的初学者及青年泌尿外科医生而言,需要尽快掌握功能泌尿外科的手术方法以造福患者。

为此,本人萌生了写一本《功能泌尿外科手术学》的想法,并得到了许多行业专家与好友的支持与帮助。本人在学习过程中切实感受到:如果没有影像资料记录,随着时间的流逝,许多手术细节都会逐渐模糊而淡忘。因此,本书在撰写过程中采用大量图片展示手术细节,并附有 30 余个手术示范视频,供读者随时学习。

功能泌尿外科的手术技术与其专业理论一样在飞速发展,虽然我们尽力使本书能够全面涵盖本领域的术式及方法,但不可否认的是,本书出版过程中新的手术技术仍在不断涌现。谨以本书作为功能泌尿外科前进路程上的铺路石,助国内同道共谋功能泌尿外科事业的发展与进步!

感谢两位主审及各位编者对本书的倾情奉献,相信此书定能有益于读者,进而激发出更多超越书中术式的手术设计与灵感。激发想象比掌握现有的知识更重要!

期待从事及关注功能泌尿外科领域的读者能从本书获益。当然,囿于本书编者们的学识所限,在手术思路及手术技术方面会存在不足与缺陷,期待得到同道的批评指正,以便再版时能不断精进。

许克新

2022 年 5 月于北京

| 目 录

绪　言

功能泌尿外科是泌尿外科专业领域一个新兴的、具有广阔前景的亚专科。广义的功能泌尿外科学是研究泌尿(生殖)系统功能障碍的机制,并采用相应手段进行泌尿(生殖)系统功能修复与重建的泌尿外科分支学科;本书所涉及的是狭义的功能泌尿外科学,即专注于下尿路功能障碍性疾病的手术治疗。而随着人们生活水平的提高以及人口寿命的延长,对于修复与改善功能的需求也越来越大,因此,功能泌尿外科学在世界范围内被广泛重视并有了较大的发展,并与妇产科、骨科、神经科、创伤外科、康复科等许多学科存在交叉与合作。下尿路包括膀胱和尿道两个器官,我们首先介绍相关的解剖与生理。

一、膀胱

膀胱是一个中空的肌性器官,它的主要功能是储存尿液。膀胱的肌肉层具有伸缩性,具有在储存尿液到最大容量时仍然保持低压的能力。当膀胱空虚时,成年人的膀胱是位于耻骨联合后的盆腔器官。当膀胱充盈时,膀胱上升超过耻骨联合,能被触、叩到。膀胱有一个顶,一个上壁,两个侧壁,一个底部(或后壁)和膀胱颈(绪图 1)。膀胱顶在骨盆稍上,下面是脐尿管纤维索。脐尿管纤维索从膀胱顶部伸出到脐,位于腹膜和腹横筋膜之间,它把腹膜拱起一个"山脊",称为脐正中韧带。膀胱的上面与回肠毗邻,是唯一被腹膜覆盖的表面。膀胱的两个侧面与闭孔内肌,肛提肌和骨盆相连。

膀胱壁内层由数层尿路上皮覆盖。疏松的结缔组织使得黏膜可以大程度伸展。因此,膀胱空虚时黏膜有褶皱,但在膀胱充盈时变得光滑平整,这样的结构存在于除三角区外的所有膀胱组织。三角区的黏膜平整地黏附在肌肉组织上,无论膀胱是否充盈都保持平整。

膀胱三角区由表层和深层组成。膀胱内段输尿管的纵向纤维在输尿管口分叉,于膀胱基底延续为膀胱三角区浅层。一些纤维在三角区基底两输尿管之间的黏膜下层交汇。其他的呈扇形散开覆盖尿道内口,继续向下进入尿道。相同的纤维末端终止于尿道外口。瓦耶

绪图 1　膀胱及尿道的解剖

氏（Waldeyer's）鞘的纤维向下连续走行进入膀胱基底部，形成膀胱三角区深层。上面的纤维相互向内延伸，形成了输尿管间嵴。在膀胱三角区表层和深层之间存在肌肉连接，手术时可以很容易分开。三角区的两层组织是输尿管下端的直接延续。

二、尿道

（一）男性尿道

男性尿道长度约 20cm，由膀胱颈口延续到尿道外口，可分为前列腺部、膜部、海绵体部三部分。尿道前列腺部是由平滑肌细胞形成的完整环形结构，围绕尿道的近端。此平滑肌也被称为内括约肌或近端括约肌，由交感神经支配，在射精时可以关闭内括约肌。但目前还不清楚内括约肌是否在维持控尿中发挥作用。尿道前列腺部包括整个前列腺区域，在前列腺顶点处终止。尿道膜部，从前列腺尖延伸穿过盆底肌肉，连接球部尿道以及阴茎部尿道。男性尿道外壁中的横纹肌形成了外括约肌，其尿道周围横纹肌从膀胱的底部和前列腺尖部向前延伸并包裹整个尿道膜部（绪图 2）。

绪图 2　男性尿道的解剖

（二）女性尿道

女性尿道的长度大约为 4cm，平均直径约为 6mm，起自耻骨后间隙，穿过会阴膜，终于

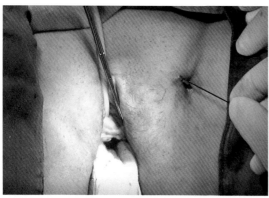
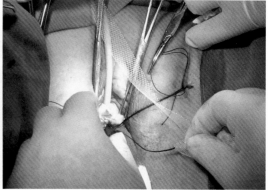

图 1-11　将两侧缝线同时和吊带两端分别固定

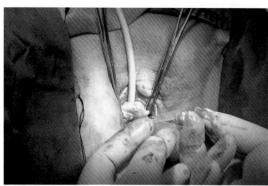
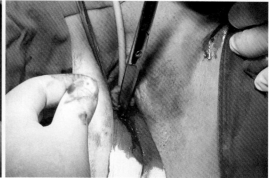

图 1-12　将吊带平坦松弛地置于尿道中段下方

五、关闭切口

术者根据情况判断是否要进行膀胱镜检查及咳嗽试验。剪掉大腿切口外的吊带尾端。缝合阴道切口（图 1-13）。使用碘伏纱布阴道填塞 24 小时。

闭孔路径经阴道尿道无张力悬吊术——由内向外路径

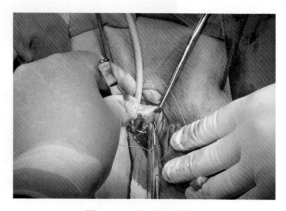

图 1-13　缝合阴道切口

第六节　耻骨后路径经阴道尿道无张力
悬吊术——由上向下路径

一、麻醉与体位

硬膜外麻醉或者脊椎麻醉,患者取后仰截石位。

二、手术步骤

1. **水分离**　麻醉成功后,患者取后仰截石位,常规碘伏消毒铺无菌单。以 1‰ 肾上腺素盐水在阴道与尿道之间注射水垫(建议左右各 20ml,既往有严重高血压者慎用),进行水分离(图 1-14)。

2. **游离**　充分暴露阴道后,距尿道外口 1cm 阴道皱褶处纵行切开阴道前壁长 2~3cm (图 1-15),用精细组织剪刀分离尿道两旁间隙达耻骨联合下缘(图 1-16)。

3. **穿刺**　分别于耻骨联合上方,中线旁开 2cm 处,紧贴耻骨联合切开 2 个约 0.3cm 小切口(图 1-17)。每侧切口分别注生理盐水 20ml(进行水分离,避免伤及膀胱)。于切口处穿入长弧形引导针,紧贴耻骨联合,由膀胱与耻骨联合之间下行,由阴道切口穿出(图 1-18)。

4. **置入吊带**　将无张力吊带在导引针牵引下经隧道由耻骨联合上方切口拉出,使吊带置于尿道中段(图 1-19)。

5. **调整吊带张力**　以组织剪调节吊带位置,保持吊带与尿道轻轻贴合但无张力(图 1-20)。

6. **关闭切口**　2-0 可吸收线锁边缝合阴道前壁,并间断加固缝合(图 1-21)。

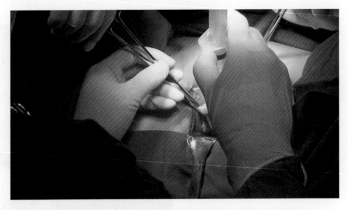

图 1-14　阴道与尿道之间注生理盐水进行水分离

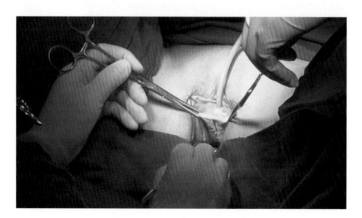

图 1-15 纵行切开阴道前壁

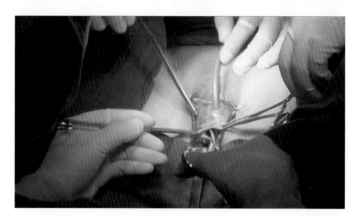

图 1-16 分离

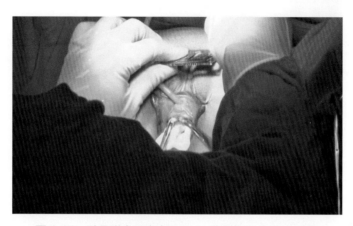

图 1-17 耻骨联合正中旁开 2cm 分别切开 0.3cm 切口

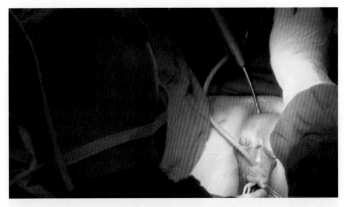

图 1-18 紧贴耻骨联合穿刺,避免伤及膀胱

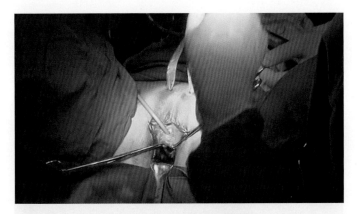

图 1-19 将吊带置入尿道中段

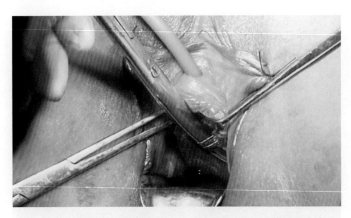

图 1-20 用剪刀调整吊带的张力,使吊带贴近尿道但无张力

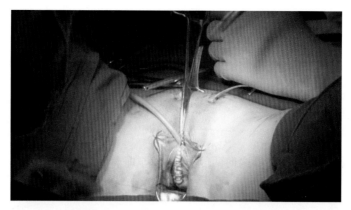

图 1-21　2-0 可吸收线连续缝合切口

耻骨后路径经阴道尿道无张力悬吊术——由上向下路径

第七节　耻骨后路径经阴道尿道无张力悬吊术——由下向上路径

一、麻醉与体位

腰麻、硬膜外麻醉或局麻(1% 利多卡因 +1‰ 肾上腺素),见图 1-22。

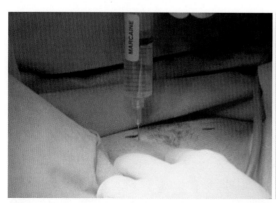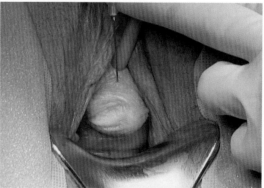

图 1-22　阴道前壁及出针点局部麻醉

二、切开

尿道外口下 1cm 阴道前壁做 1~1.5cm 切口,腹壁耻骨联合处,腹壁正中线旁开 2cm,分别做 0.5~1cm 切口(图 1-23)。

三、分离

使用分离剪在阴道前壁切口内向两侧分离,直至耻骨联合下缘(图 1-24)。

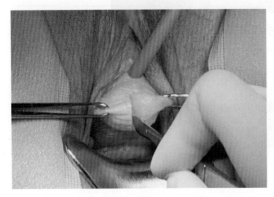

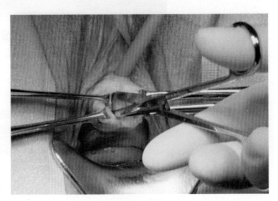

图 1-23　阴道前壁切开　　　　　　　　　　图 1-24　阴道前壁内向两侧分离

四、穿刺

将穿刺导引针从阴道前壁切口穿入,指向腹壁同侧切口处。经过盆膈处有突破感,直至腹壁切口处穿出;膀胱镜检查膀胱黏膜是否完整(图 1-25)。如果膀胱黏膜完好,在针尖处套上缝线,针带线向下从阴道前壁切口处退出。同样穿刺对侧。用水手结,将两侧缝线同时和吊带两端分别固定(图 1-26)。缓缓提拉腹壁切口处的缝线,将吊带平坦松弛地置于尿道中段下方(图 1-27)。

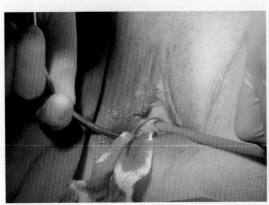

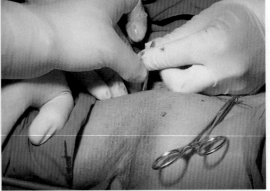

图 1-25　将穿刺导引针从阴道前壁切口处穿入,同侧腹壁切口处穿出

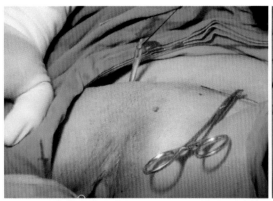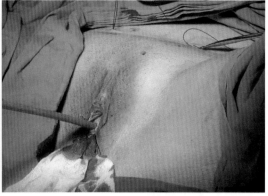

图 1-26　将两侧缝线同时和吊带两端分别固定

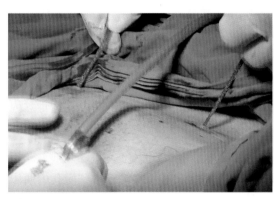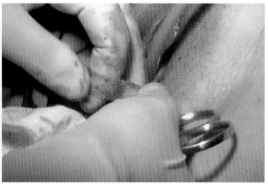

图 1-27　将吊带平坦松弛地置于尿道中段下方

五、关闭切口

　　根据情况选择是否行咳嗽试验(膀胱内注水 300ml,或者腹部按压,检测是否还有漏尿)。剪掉腹壁切口外的吊带尾端,缝合阴道切口,碘伏纱布填塞阴道 24 小时(图 1-28)。

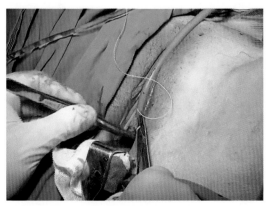

图 1-28　关闭切口

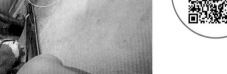

耻骨后路径经阴道尿道无张力悬吊术——由下向上路径

第八节　单切口尿道中段悬吊术

一、麻醉与体位

硬膜外麻醉或者脊椎麻醉（俗称腰麻），患者取后仰截石位。

二、手术步骤

1. **水分离**　常规碘伏消毒铺无菌单。以 1‰ 肾上腺素盐水在阴道与尿道之间注射水垫（建议左右各 20ml，既往有严重高血压者慎用），进行水分离。

2. **游离**　充分暴露阴道后，距尿道外口 1cm 阴道皱褶处纵行切开阴道前壁长约 1.5cm，与中线呈 45° 角用精细组织剪刀分离尿道两旁间隙达耻骨下支（图 1-29）。

3. **穿刺**　将引导针的尖端放入铆钉中（图 1-30），于阴道前壁切口穿入引导针，手柄与垂直中线成 30° 角，平行于地面。将示指放在引导针的中线标记上，然后推动以穿透骨盆内筋膜。当针尖穿透盆腔内筋膜时可以感觉到阻力的变化，停止推进（图 1-31）。

4. **固定**　将引导针头部插入距耻骨下支 0.5cm 的位置。将手柄移向患者的对侧，然后将手柄顺时针旋转 45°（图 1-32），引导针头此时指向闭孔内侧，然后将铆钉推到闭孔内肌中（图 1-33）。

5. **释放铆钉**　用一只手紧握释放装置，并用另一只手后拉引导针手柄，网片铆钉与引导针手柄分开，并固定在闭孔内肌上。在患者对侧重复所有步骤（图 1-34）。

6. **调整吊带张力**　在对侧铆钉与引导针手柄分开前，确保吊带与尿道轻轻贴合但无张力。

7. **关闭切口**　2-0 可吸收线锁边缝合阴道前壁，并间断加固缝合。

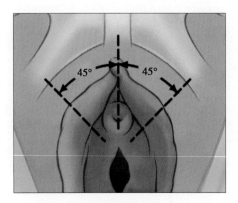

图 1-29　纵行切开阴道前壁，呈 45° 角分离尿道两旁间隙

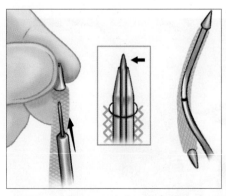

图 1-30　将引导针的尖端放入铆钉中

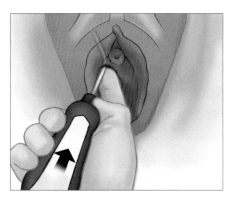

图 1-31　阴道前壁切口穿入引导针并穿透骨盆内筋膜

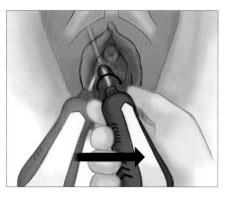

图 1-32　手柄移向患者的对侧,然后将手柄顺时针旋转 45°

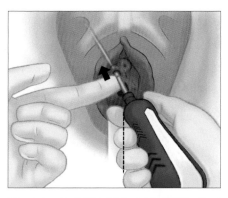

图 1-33　针头指向闭孔内侧,将铆钉推到闭孔内肌中

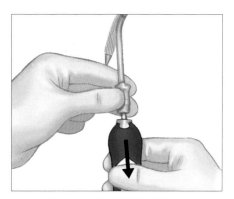

图 1-34　后拉引导针手柄,网片铆钉与引导针手柄分开,并固定在闭孔内肌上

单切口尿道中段悬吊术

第九节　术后护理及并发症

一、术后护理

1. 术后阴道纱布留置 24 小时。

2. 术后 24~48 小时拔除尿管。

3. 术后 1 个月避免性生活和剧烈运动。

二、并发症及处理

1. **膀胱穿孔**　多发生在初学者或既往有盆腔手术史的患者。术中膀胱镜检查是必不可少的步骤。如果术中出现膀胱穿孔,应重新穿刺安装,并保留尿管 3~5 天;如术后发现,则应取出吊带,留置尿管 1 周,待二期再放置吊带。

2. **出血**　切口出血及耻骨后血肿并不常见,多因穿刺过于靠近耻骨后或耻骨后存在瘢痕组织。当出现耻骨后间隙出血时,可将膀胱充盈 2 小时,同时下腹部加压,阴道内填塞子宫纱条等,严密观察,耻骨后血肿多能自行吸收。

3. **排尿困难**　多因吊带悬吊过紧所致,另有部分患者可能与术前膀胱逼尿肌收缩力受损或膀胱出口梗阻有关。对术后早期出现的排尿困难,可进行间歇性导尿。1%~2.8% 患者术后出现尿潴留而需切断吊带,可在局麻下经阴道松解或切断吊带,术后排尿困难多立刻消失,而吊带所产生的粘连对压力性尿失禁仍有治疗效果。

4. **其他并发症**　包括对置入吊带的异物反应或切口延迟愈合、吊带侵蚀入尿道或阴道、肠穿孔、神经损伤和伤口感染等。最严重的是髂血管损伤。

(许克新　杜广辉　文伟)

参考文献

[1] Saraswat L, Rehman H, Omar M I, et al. Traditional suburethral sling operations for urinary incontinence in women. Cochrane Database Syst Rev, 2020, 28, 1: CD001754.

[2] Wu Y M, Welk B. Revisiting current treatment options for stress urinary incontinence and pelvic organ prolapse: a contemporary literature review. Res Rep Urol, 2019, 11: 179-188.

[3] Leone Roberti Maggiore U, Finazzi Agrò E, Soligo M, et al. Long-term outcomes of TOT and TVT procedures for the treatment of female stress urinary incontinence: a systematic review and meta-analysis. Int Urogynecol J, 2017, 28 (8): 1119-1130.

[4] Fusco F, Abdel-Fattah M, Chapple C R, et al. Updated Systematic Review and Meta-analysis of the Comparative Data on Colposuspensions, Pubovaginal Slings, and Midurethral Tapes in the Surgical Treatment of Female Stress Urinary Incontinence. Eur Urol, 2017, 72 (4): 567-591.

[5] Sivalingam N, Teng Y H, Chong X Y, et al. Incidence of vaginal erosion with different synthetic materials for suburethral sling in the treatment of Stress Urinary Incontinence: A systematic review. Med J Malaysia, 2018, 73 (3): 147-153.

[6] Song P, Wen Y, Huang C, et al. The efficacy and safety comparison of surgical treatments for stress urinary incontinence: A network meta-analysis. Neurourol Urodyn, 2018, 37 (4): 1199-1211.

[7] Pergialiotis V, Mudiaga Z, Perrea D N, et al. De novo overactive bladder following midurethral sling procedures: a systematic review of the literature and meta-analysis. Int Urogynecol J, 2017, 28 (11): 1631-1638.

[8] Leone Roberti Maggiore U, Finazzi Agrò E, Soligo M, et al. Long-term outcomes of TOT and TVT procedures

for the treatment of female stress urinary incontinence:a systematic review and meta-analysis. Int Urogynecol J, 2017,28(8):1119-1130.

[9] Fang-Fang A,Meng M,Ye Zhang,et al. The in vivo biocompatibility of titanized polypropylene lightweight mesh is superior to that of conventional polypropylene mesh.Neurourol Urodyn. 2020,39(1):96-107.

[10] Ulmsten U,Henriksson L,Johnson P,et al. An ambulatory surgical procedure under local anesthesia for treatment of female urinary incontinence. Int Urogynecol J Pelvic Floor Dysfunct. 1996,7(2):81-85.

[11] Djehdian L M,Araujo M P,Takano C C,et al. Transobturator sling compared with single-incision mini-sling for the treatment of stress urinary incontinence:a randomized controlled trial. Obstet Gynecol. 2014,123(3):553-561.

[12] White A B,Kahn B S,Gonzalez R R,et al. Prospective study of a single-incision sling versus a transobturator sling in women with stress urinary incontinence:3-year results. Am J Obstet Gynecol. 2020,223(4):545e1-545e11.

[13] Frigerio M,Milani R,Barba M,et al. Single-incision slings for the treatment of stress urinary incontinence:efficacy and adverse effects at 10-year follow-up.Int Urogynecol J. 2021,32(1):187-191.

第二章 自体筋膜经耻骨后途径吊带手术

第一节 概 述

自体筋膜吊带手术有经典的 U 形筋膜吊带，Ω 形筋膜吊带和螺旋吊带三种方式。U 形筋膜吊带是指筋膜段放置在尿道下方呈 U 形，吊带通常为 10~12cm 长，并通过微穿刺固定在耻骨上区域。Ω 形筋膜吊带及螺旋吊带的手术方式因操作极为烦琐且一旦出现尿潴留并发症后难于处理，目前已经很少有人使用。

第二节 U 形筋膜吊带

筋膜通常取自耻骨上区域，很少取自腹壁的其他区域。临床实践表明，长段筋膜与较短筋膜治愈率相同，且较短筋膜减少了手术后的并发症，一般切取 8~12cm 的筋膜即可。手术大致设计：在切取获得的筋膜带末端，系有 0 号延迟吸收缝线，将筋膜带在隧道下穿过，然后使用穿刺针从耻骨上小切口穿过，或从耻骨上小切口穿至耻骨后间隙。具体术式及要点如下：

一、技术要点

如筋膜吊带固定于腹壁的缝线张力过度可导致过度悬吊，发生尿路梗阻，因此在系缝合线时，应使用两个 Allis 钳将吊带保持在同一水平面，以防止缝线的张力过度。

二、适应证

这种类型手术的适应证包括中度至重度压力性尿失禁，先前的手术失败、网片移除后尿失禁,或者拒绝网片吊带的压力性尿失禁患者。

三、手术步骤

1. 制备筋膜吊带

(1) 腹部筋膜:患者平卧位,在耻骨联合上 3~5cm 做横行弧状切口,切开皮下显露腹直肌筋膜,并于筋膜平面游离,显露较大面积筋膜。按术者习惯或患者具体情况切取至少长8cm、宽 1.5cm 的筋膜,切取过程中注意扩大游离腹直肌与筋膜之间的间隙,游离的目的是在闭合筋膜切取后的缺损部分时降低腹直肌筋膜的张力,切取筋膜后应使用 0 号或 1 号延迟可吸收缝线闭合筋膜切取后的缺损部分。由于进一步做尿道中段悬吊时可通过该腹壁切口施行,可待完成尿道中段悬吊后,再关闭下腹壁切口。将切取的筋膜组织浸入生理盐水,并使用 4-0 可吸收缝线应用皮内缝合技术逐层关闭切口。使用 0 号延迟可吸收缝线或 0 号血管缝线分别在筋膜的两侧做螺旋缝合,保留足够长的缝线以备穿刺时使用。根据笔者经验,悬吊手术后改善尿失禁症状主要是因为术后局部瘢痕组织的形成及加强,如使用不可吸收缝线可产生缝线与瘢痕的非同步性瘢痕收缩,进而导致下腹部疼痛及不适感,故使用 0 号可吸收缝线避免术后患者出现这些症状。

(2) 腿部筋膜:因考虑到驾车等生活习惯,为最大程度地避免切取筋膜后短期内的生活不便,一般选择切取左侧腿部筋膜。患者先取右侧卧位,左侧下肢屈曲,大腿和膝盖在枕头上抬高,于体表确定股外侧肌髂胫束走行(图 2-1)。

于大腿外侧做垂直于股外侧肌髂胫束走行的横行切口,长度 4~6cm(图 2-2),逐层切开皮肤及皮下,暴露股外侧肌髂胫束筋膜(图 2-3),沿筋膜分别向上及向下游离 5~6cm(图 2-4),沿股外侧肌髂胫束走行取 1.5cm 宽、10~12cm 长的筋膜组织,游离筋膜时应注意避免损伤肌肉组织(图 2-5)。将切取的筋膜组织浸入生理盐水,并使用 4-0 可吸收缝线应用皮内缝合技术逐层关闭切口(图 2-6)。

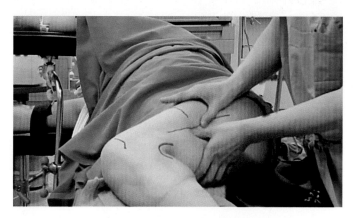

图 2-1　取腿部筋膜患者体位

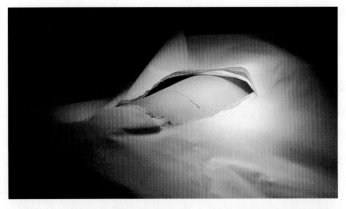

图 2-2　于大腿外侧做垂直于股外侧肌髂胫束走行的横行切口

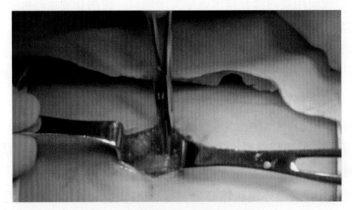

图 2-3　暴露股外侧肌髂胫束筋膜

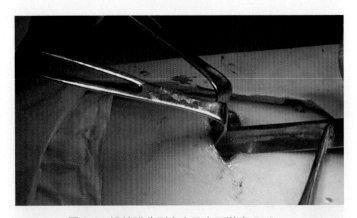

图 2-4　沿筋膜分别向上及向下游离 5~6cm

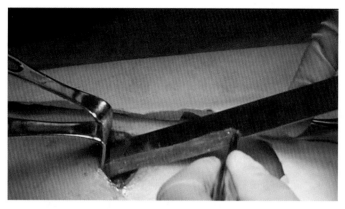

图 2-5　留取 1.5cm 宽、10~12cm 长的筋膜组织

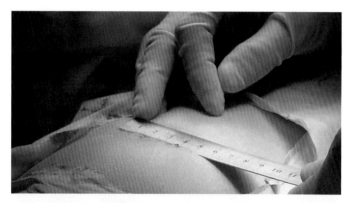

图 2-6　4-0 可吸收缝线皮内缝合技术关闭切口

使用 0 号延迟可吸收缝线或 0 号血管缝线分别在筋膜的两侧做螺旋缝合,保留足够长的缝线以备穿刺时使用(图 2-7)。

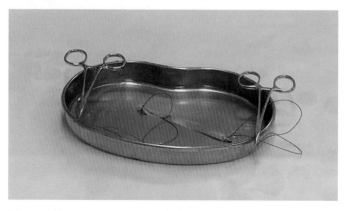

图 2-7　使用 0 号延迟可吸收缝线在筋膜的两侧做螺旋缝合备穿刺时使用

2. 置入吊带

（1）体位：患者取截石位。下腹部和阴道消毒铺无菌巾。将弗雷氏（Foley）尿管插入到尿道中，并且排空膀胱。放置阴道重锤拉钩，并使用带钩的环形牵引器暴露前阴道壁（图 2-8）。

（2）切开：取阴道两侧阴道旁沟切口，使用组织剪在尿道旁筋膜表面进行游离，并分别于两侧阴道旁沟切口内向耻骨后间隙游离，形成通道进入耻骨后间隙，大小仅允许手指通过即可（图 2-9）。

（3）游离：使用直角钳，在两侧阴道旁沟切口内的阴道壁与尿道之间的间隙游离（图 2-9），并形成连接两个切口之间的隧道（图 2-10）。将吊带于阴道黏膜下隧道穿过（图 2-11）。并将筋膜固定在右侧（或左侧）的尿道周围筋膜上，以防止在耻骨上区域的缝线系紧过程中产生位移。

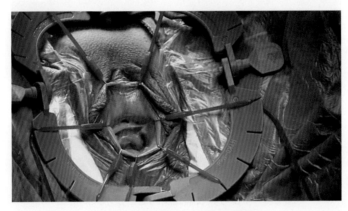

图 2-8　环形牵引器暴露前阴道壁

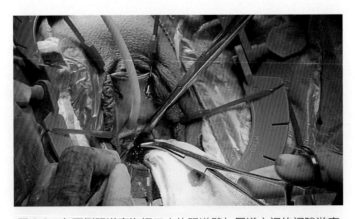

图 2-9　在两侧阴道旁沟切口内的阴道壁与尿道之间的间隙游离

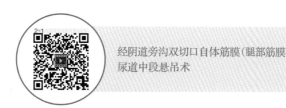

经阴道旁沟双切口自体筋膜（腿部筋膜）尿道中段悬吊术

参考文献

［1］ Wagner H，Cheng J W，Austin Krishingner G，et al. Comparing the vaginal wall sling with autologous rectus fascia and polypropylene sling：Short term outcomes and patient satisfaction. Eur J Obstet Gynecol Reprod Biol，2018，231：98-103.

［2］ Milose J C，Sharp K M，He C，et al. Success of autologous pubovaginal sling after failed synthetic mid urethral sling. J Urol，2015，193（3）：916-920.

［3］ Rehman H，Bezerra C A，Bruschini H，et al. Traditional suburethral sling operations for urinary incontinence in women. Cochrane Database Syst Rev，2017，7：CD001754.

［4］ Peng M，Sussman R D，Escobar C，et al. Rectus Fascia Versus Fascia Lata for Autologous Fascial Pubovaginal Sling：A Single-Center Comparison of Perioperative and Functional Outcomes. Female Pelvic Med Reconstr Surg，2020，26（8）：493-497.

［5］ Kuprasertkul A，Christie A L，Lemack G E，et al. Long-Term Results of Burch and Autologous Sling Procedures for Stress Urinary Incontinence in E-SISTEr Participants at 1 Site. J Urol，2019，202（6）：1224-1229.

［6］ Laufer J，Scasso S，Bentancor V，et al. Autologous transobturator sling as an alternative therapy for stress urinary incontinence. Int J Gynaecol Obstet，2019，145（3）：300-305.

［7］ Mahdy A，Ghoniem G M. Autologous rectus fascia sling for treatment of stress urinary incontinence in women：A review of the literature. Neurourol Urodyn，2019，38（Suppl 4）：S51-S58.

［8］ Blaivas J G，Simma Chiang V，Gul Z，et al. Surgery for Stress Urinary Incontinence：Autologous Fascial Sling. Urol Clin North Am，2019，46（1）：41-52.

［9］ Wagner H，Cheng J W，Austin Krishingner G，et al. Comparing the vaginal wall sling with autologous rectus fascia and polypropylene sling：Short term outcomes and patient satisfaction. Eur J Obstet Gynecol Reprod Biol，2018，231：98-103.

［10］ Miller A R，Linder B J，Lightner D J. Autologous rectus fascia sling placement in the management of female stress urinary incontinence. Int Urogynecol J，2018，29（9）：1403-1405.

［11］ Linder B J，Elliott D S. Autologous Transobturator Urethral Sling Placement for Female Stress Urinary Incontinence：Short-term Outcomes. Urology，2016，93：55-59.

［12］ Petrou S P，Davidiuk A J，Rawal B，et al. Salvage autologous fascial sling after failed synthetic midurethral sling：Greater than 3-year outcomes. Int J Urol，2016，23（2）：178-181.

［13］ 王颂，王伟刚，董宁，等. 自体股外侧肌髂胫束筋膜尿道中段耻骨上悬吊术治疗女性压力性尿失禁的疗效观察. 中华泌尿外科杂志，2018，39（11）：809-813.

［14］ Schlomo Raz. Atlas of Vaginal Reconstructive Surgery. Berlin：Springer，2015.

第 三 章　男性 AdVance 经闭孔吊带置入术

第一节　概　述

根治性前列腺切除术后尿失禁（post-prostatectomy incontinence, PPI）微创治疗包括尿道周围填充剂、可调性尿道周围气囊置入、男性会阴骨锚式吊带、可调的耻骨后吊带以及最新提出的经闭孔吊带。治疗男性压力性尿失禁的吊带手术都有一个限制——只能向同一个方向施加压力, AdVance 经闭孔吊带置入术也存在同样的问题。

此术式控尿功能的恢复不是一个直接压迫的结果, 而是通过上提尿道外括约肌而加强控尿功能, 这使得 AdVance 男性吊带术在众多治疗 PPI 的吊带方案中脱颖而出。此术式通过重新定位和延长尿道膜部, 有效地增强了括约肌功能。因此, 放置 AdVance 吊带对于根治性前列腺切除术后尿失禁患者是安全有效的, 特别是对于男性轻到中度压力性尿失禁患者。一个大规模的长期随访结果表明, 无论是患者的主观感受还是客观症状的缓解, 对于 PPI 患者, AdVance 吊带术都是较好的选择。

第二节　手术指征

AdVance 经闭孔吊带置入术的指征是男性轻到中度压力性尿失禁, 每日护垫使用 1~5 片, 无放疗史和具备部分尿道括约肌功能。严重尿失禁患者失败率较高（78%）。尿道压力小于 $57cmH_2O$ 的患者, 失败的风险为正常的 6.6 倍。影响治疗有 2 个重要因素 : 尿失禁的严重程度和残余的括约肌功能。最适合接受该手术治疗者是每日使用护垫少于 3 片的男性压力性尿失禁的患者。

Bauer RM 等指出再复位试验（repositioning test, RT）对于患者的筛选十分重要。RT 阳性的患者适用 AdVance 经闭孔吊带置入术，手术成功率更高。清醒的患者在截石位下，利用尿道镜即可进行 RT。RT 的目的是使后尿道向近侧移动 2~3cm。1 个 0° 的膀胱镜置于括约肌远侧可以看到尿道外括约肌的完整视野。在会阴中部、尿道球部以下给予一个平行于肛管（阴囊和肛门之间）的柔和压力来再复位后尿道。在患者放松时和骨盆底随意收缩时进行 RT 评估。如果尿道括约肌反射性自主关闭、再复位后尿道括约肌向心性收缩完全关闭、括约肌收缩时功能尿道（coaptive zone）延长 >1cm，则为 RT 阳性。如果 coaptive zone<1cm，RT 则为阴性。coaptive zone 长度可由膀胱镜测出。

第三节　手术要点

患者的体位是很重要的，建议采用收腿截石位，因为患者仰卧收腿时会松弛，便于手术。向盆腔深部移动尿道球部，固定网状物中部于尿道球部后，远端的缝合极其重要，必要时可用 2-0 可吸收线进行三处缝合。本手术的机制是利用吊带中部较大的表面积，向近侧移动和旋转尿道球部的背侧面，使脱垂的尿道括约肌背侧得到间接支持，并且没有对尿道腔产生直接压力。术中可以不做膀胱镜。

第四节　手术步骤

1. **切开**　麻醉成功后，患者取截石位，常规碘伏消毒铺防水无菌单。会阴取长约 3cm 的纵向切口（图 3-1）。

2. **游离**　充分暴露尿道球部后（图 3-2），用精细组织剪刀游离尿道两旁间隙达耻骨下支（图 3-3）。

3. **穿刺**　分别于左右大腿皱褶处平行阴茎水平切开 2 个小切口，长约 0.3cm（图 3-4）。于切口处穿入 S 型导引针，经闭孔及尿道与耻骨下支之间软组织，并由切口穿出（图 3-5）。

4. **置入吊带**　将无张力吊带扣入导引针上（图 3-6），在导引针牵引下将吊带由大腿内侧切口拉出（图 3-7），使吊带置于尿道球部（图 3-8）。3-0 可吸收线在吊带四个角各固定一针（图 3-9）。

5. **调整吊带张力**　将吊带尽可能向上拉起，将尿道球部折叠，以增加尿道的阻力，并使外括约肌上提（图 3-10）。

6. **关闭切口**　2-0 及 3-0 可吸收线缝合各层组织（图 3-11）。

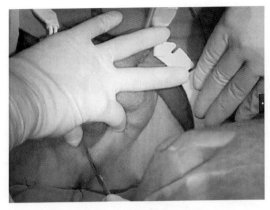

图 3-1 会阴纵向切口

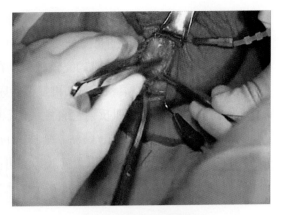

图 3-2 暴露尿道球部

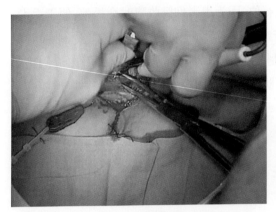

图 3-3 精细组织剪刀游离尿道球部两旁间隙

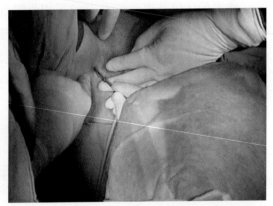

图 3-4 左右大腿皱褶处平行阴茎水平切开小切口

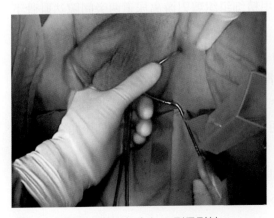

图 3-5 切口处穿入 S 型导引针

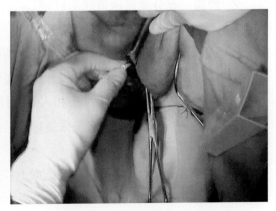

图 3-6 无张力吊带扣入导引针上

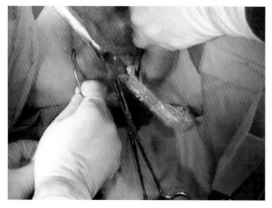

图 3-7　导引针将吊带由大腿内侧切口拉出

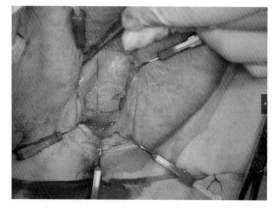

图 3-8　吊带置于尿道球部

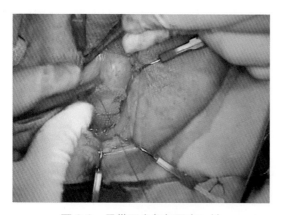

图 3-9　吊带四个角各固定一针

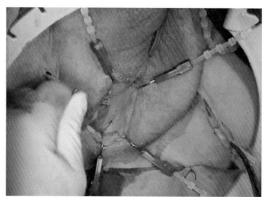

图 3-10　吊带尽可能向上拉起,将尿道球部折叠

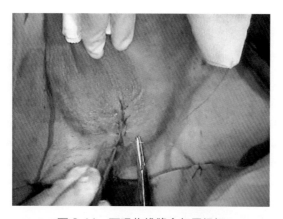

图 3-11　可吸收线缝合各层组织

第五节　并　发　症

AdVance 经闭孔吊带置入术的并发症包括：

1. **出血**　AdVance 经闭孔吊带置入术引起大量出血的相对少见，发生率仅有 0~0.4%，且绝大多数患者会在 3 个月内缓解。

2. **排尿困难或尿潴留**　各种吊带术后排尿困难或尿潴留的发生率不尽相同，AdVance 经闭孔吊带置入术后短期的急性尿潴留发生率约为 21.3%，但总体来说持续时间很短，大多数患者可在数周内缓解。尿潴留发生时可暂行无菌间歇导尿或耻骨上膀胱造瘘引流，如果尿潴留持续，个别患者可能需要对吊带进行松解甚至拆除吊带。术前需行尿流动力学检查以评估膀胱的收缩功能，如患者存在膀胱逼尿肌肌力下降甚至无力，应考虑行 AUS 置入手术。

3. **感染及尿道侵蚀**　感染及尿道侵蚀的发生率各吊带之间亦存在差异，一般为 2%~15%。大宗长期随访的结果提示感染及侵蚀率较低，为 0~0.4%。

4. **其他并发症**　其他并发症包括：切口感染（0.4%）；尿路感染合并发热（0.4%）；阴囊及会阴部出现麻木和感觉过敏（5%~10%）等。

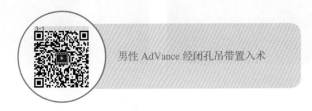

男性 AdVance 经闭孔吊带置入术

（许克新　张晓鹏）

参考文献

［1］ Cornel E B, Elzevier H W, Putter H. Can advance transobturator sling suspension cure male urinary postoperative stress incontinence?. J Urol, 2010, 183: 1459-1463.

［2］ Rehder P, Freiin von Gleissenthall G, Pichler R, et al. The treatment of post-prostatectomy incontinence with the retroluminal transobturator repositioning sling（Advance®）: lessons learnt from accumulative experience. Arch Esp Urol, 2009, 62: 860-870.

［3］ Cornu J N, Sebe P, Ciofu C, et al. The AdVance transobturator male sling for postprostatectomy incontinence: clinical results of a prospective evaluation after a minimum follow-up of 6 months. Eur Urol, 2009, 56: 923-927.

［4］ Bauer R M, Soljanik I, Füllhase C, et al. Results of the AdVance transobturator male sling after radical prostatectomy and adjuvant radiotherapy. Urology, 2011, 77: 474-479.

［5］ Bauer R M, Mayer M E, May F, et al. Complications of the AdVance transobturator male sling in the treatment of male stress urinary incontinence. Urology, 2010, 75: 1494-1498.

第 四 章　男性人工尿道括约肌置入术

第一节　概　　述

男性人工尿道括约肌(artificial urinary sphincter, AUS)现已成为男性压力性尿失禁最为可靠的治疗方法,更被誉为是治疗的"金标准"。经过 40 年的临床应用,目前已积累了大量经验。

第二节　手术指征

AUS 置入术是一种治疗固有括约肌功能障碍(intrinsic sphincter deficiency, ISD)的有效治疗方法,ISD 的病因多种多样,包括:前列腺根治术(RP)、经尿道前列腺电切术(TURP)损伤、神经性疾病、创伤以及先天性畸形等。在 1985 年以前,AUS 置入术主要用于治疗神经源性疾病引起的尿失禁(17%~50%)。1985 年以后,前列腺切除术后尿失禁(postprostatectomy incontinence, PPI)已成为 AUS 置入术的最常见的适应证。

第三节　手术步骤

AMS800 型 AUS 一般包括三个部分:袖套(cuff)、压力调节球囊(pressure-regulating balloon, PRB)以及控制泵(control pump)。袖套的尺码由 3.5~11cm 不等,常将袖套放置在尿道球部,因此其尺码由尿道局部的周径决定。当袖套充盈后,它将提供长约 2cm 的尿道压迫区。PRB 一般被放置于 Retzius 间隙(即耻骨后间隙),位于腹直肌深方。

1. **切开**　经阴囊切口:麻醉成功后,患者取双下肢外展位,常规碘伏消毒 10 分钟,铺防水无菌单。留置 14F 尿管。取阴囊上方横向切口,长约 3cm(图 4-1)。

2. **游离**　依次切开皮下各层组织,先用手进行钝性分离,尽可能向尿道球部的近心端游离,充分暴露尿道球部(图 4-2)。再用左手保护好尿道海绵体的后方,用精细组织剪刀或组织钳游离尿道两旁及尿道的后方。尽可能避免尿道后方的损伤(图 4-3)。

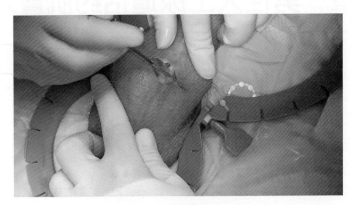

图 4-1　阴囊上方横切口

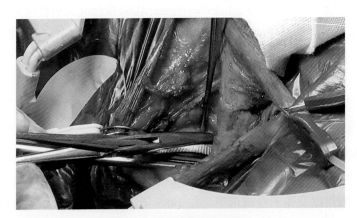

图 4-2　充分暴露尿道球部

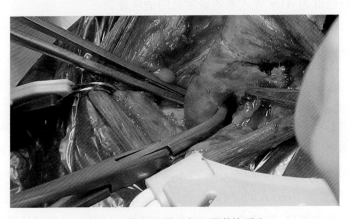

图 4-3　游离尿道两旁及尿道的后方

3. 测量尿道周长并置入袖套　尿道球部海绵体完整游离 3cm 后,用专用软尺测量尿道的周长(图 4-4)。根据尿道的周长,选择相应尺寸的袖套。将相应尺寸的袖套置入、扣紧(图 4-5)。

4. 置入压力调节球囊　经左侧外环口向深层钝性分离,于腹横筋膜与膀胱之间游离出一个间隙。或取右下腹直切口,长约 3cm。游离达腹直肌下方。在腹直肌与膀胱之间游离出一个间隙(图 4-6)。反复注水以排空压力调节球囊内气体后,将其置入此间隙,注水 22ml。

5. 置入控制泵　于右侧阴囊肉膜下游离出空间,将控制泵置于右侧阴囊内(图 4-7)。以导管将各部件连接妥当(图 4-8),确保管路中无气体进入。

6. 关闭切口　彻底止血,以 3-0 可吸收缝线逐层关闭切口,无菌敷料覆盖(图 4-9)。术后 48 小时拔除尿管,术后 6 周激活 AUS 控制泵。

7. 注意事项

(1) 手术入路(经会阴或是经阴囊):经会阴切口将袖套放置在尿道球部是治疗 PPI 的经典式式。但也有学者主张采用经阴囊横切口,认为此入路优点是:手术时不需摆截石位,可减少对尿道球部的牵张,使尿道海绵体与阴茎海绵体更易分离。

(2) 袖套放置的位置(尿道球部或是膀胱颈):常规应将袖套放置于尿道球部水平,但对于既往无 RP 手术史的 SUI 患者,袖套可放置于膀胱颈部。

(3) 袖套的尺寸:从 3.5~14cm 不等,最常用于放置在尿道球部的袖套尺码是 4.0cm 及 4.5cm。大口径袖套主要用于膀胱颈部置入(8~14cm)。小口径(3.5cm)袖套的出现使得医生可以进一步缩小周径,使袖套更加贴合于尿道外周,尤其是对于那些既往接受过放疗或是 AUS 置入术后尿道萎缩的患者,以及曾多次翻修需将袖套放置在球部远端尿道周围的患者。使用小袖套患者的疗效与其他患者并无差别,且尿道侵蚀或疼痛等并发症的风险也无明显升高。

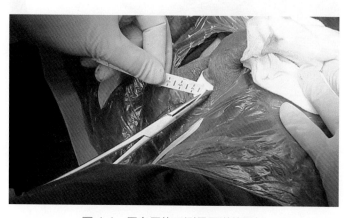

图 4-4　用专用软尺测量尿道的周长

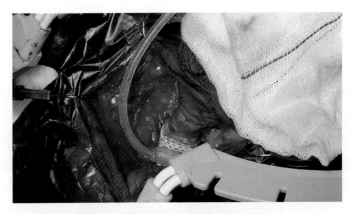

图 4-5　将相应尺寸的袖套置入、扣紧

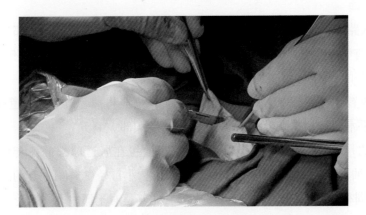

图 4-6　在腹直肌与膀胱之间游离出一个间隙

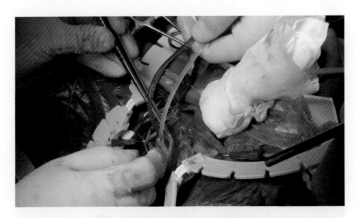

图 4-7　将控制泵置于右侧阴囊内

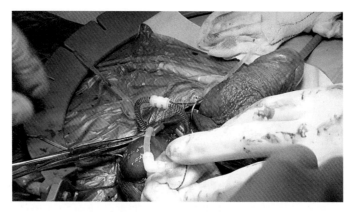

图 4-8　将各部件连接妥当

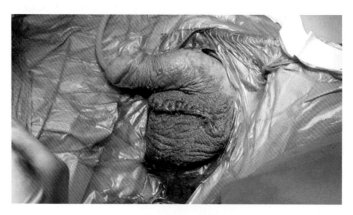

图 4-9　以 3-0 可吸收缝线逐层关闭切口

第四节　手术并发症

1. **尿潴留**　尿潴留是 AUS 置入术后最常见的并发症,发生率大概在 31%。尿潴留的持续时间一般比较短暂,主要是由术后尿道的炎症及黏膜水肿引起,通常在几天后可自行消退。相对于放置较大尺码袖套的患者群体,选用经阴茎海绵体平面的置入方式或是放置周径 3.5cm 袖套的患者,术后尿潴留的发生率更高。如果术后早期出现尿潴留,可留置较细的尿管(≤12F)24~48 小时。留置尿管前应确认 AUS 处于失活状态。如果 48 小时后仍无法排尿,可考虑行耻骨上膀胱穿刺造瘘以减少因尿管留置时间过长导致的尿道缺血,从而增加尿道侵蚀和萎缩的风险。如果尿潴留持续 1 周以上,往往提示袖套尺码过小,可能需要二次手术并重新调整袖套的大小。

2. **感染**　对于任何需要置入异物的手术,感染都是最棘手的并发症。首次行 AUS 置入术的感染概率是 1%~3%,但是对于既往有放疗史或是二次手术的患者,感染发生率可高达 10%。而在 AUS 置入手术经验比较丰富的中心,感染率可控制在 2% 以下。

病原体通常为皮肤来源的革兰氏阳性菌,如金黄色葡萄球菌和表皮葡萄球菌,而耐甲氧西林的细菌比例达到了 26%。因此围术期应常规应用抗生素,然而,目前还没有统一的抗生素治疗方案。建议在选用抗生素时应覆盖革兰氏阳性及革兰氏阴性菌,同时应覆盖耐甲氧西林的葡萄球菌属。

感染早期最先出现的症状是阴囊疼痛。因为对抗生素的治疗不敏感,所以建议一旦感染 AUS 装置全部取出。待 3~6 个月感染控制后再二次手术置入。

3. 尿道侵蚀 根据既往的报道,AUS 术后尿道侵蚀的发生率为 1%~5%。为此,Furlow 和 Barrett 提出了延迟激活的理念,以降低袖带压迫带来的缺血和坏死的风险,保证创面良好愈合,尤其对于二次手术的患者。延迟激活理念的引入使得尿道侵蚀的发生率由原来的 18% 降到了 1.3%。Webster 及其小组提出:高血压、冠心病、既往接受过放射治疗以及 AUS 翻修手术是尿道侵蚀的危险因素。

术后早期侵蚀可能与术中未发现的尿道损伤有关,而晚期侵蚀则常常是由于尿道萎缩或在操作时未排空袖套。如患者出现尿痛、阴囊疼痛、肿胀、血尿以及尿失禁复发等症状,提示可能出现了尿道侵蚀。因为有继发感染的风险,所以一旦诊断明确应立即拆除所有 AUS 部件。尿道的破损可通过留置尿管或耻骨上膀胱造瘘的方式进行处理。会阴部的伤口应作为感染伤口进行处理,可进行疏松的缝合或是考虑二期再处理。只有等尿道破损完全愈合后方可进行二次置入手术,这个时间的间隔一般为 3~6 个月,且需要以尿道膀胱镜进行确认。

在第二次行 AUS 置入前需通过尿道镜或逆行尿道造影来明确尿道的通畅性及完整性。因为既往手术形成的瘢痕以及欠佳的血供使得原位放置袖套变得极其困难且风险较高,因此二次手术时应将袖套放置在前次手术的近端或是远端。

4. 尿道萎缩 随着 AUS 术后时间的延长,因长期受压缺血,局部尿道海绵体呈环周萎缩并失去原有的组织体积,使得原来贴合良好的袖套失去了控尿作用。尿道萎缩是 AUS 置入术后最常见的并发症之一,常和侵蚀合并出现,同时也是最常见的 AUS 翻修原因。患者在出现尿道萎缩时最主要的表现就是尿失禁的复发。治疗的选择包括:缩小袖套的尺码、重新置入新的袖套(多选择在萎缩段的近端)、经阴茎海绵体袖套置入、使用串联袖套等。但是不建议单纯增加袖套内压力,因为这将导致缺血进一步加剧甚至尿道侵蚀的可能。

二次手术时应尽可能采用原切口。如果首次置入的袖套周径是 4.0cm,现已有 3.5cm 尺码的袖套可供选择。如计划更换袖套位置,则应将新置入的袖套尽量放置在萎缩段尿道的近端;如不能成功,可考虑将袖套放置于病变段远端,但是应选择经阴茎海绵体置入的方法。

5. 机械故障 如果患者在初期 AUS 使用良好的情况下出现了尿失禁症状的反复或加重,检查也未发现任何尿道侵蚀或萎缩的证据,应怀疑机械故障。

自从 1987 年引入了窄背型袖套后,机械故障的发生率已明显下降,由 21% 降至 7.6%,

而这主要是因为随着合成材料的改进,AUS 各部件折断及扭曲的风险降低了,袖套液体渗漏的风险进一步下降。

机械故障发生时间一般较尿道萎缩、侵蚀及感染均晚。通过超声或 CT 等影像学检查均可确认压力调节球囊内的液体是否出现了减少或丢失。然而,影像学检查不能明确液体渗透的具体位置。如果在手术 3 年后出现机械故障,建议对整套括约肌进行更换。也有专家提出术后 2 年即应全部更换,认为仅仅缩小袖套尺码将导致更高的机械故障发生率。

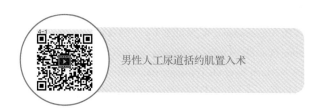

男性人工尿道括约肌置入术

（许克新　张晓鹏）

参考文献

［1］ Fowler J W,Auld C D. The control of male stress incontinence by implantable prostheses. Br J Urol,1985,57:175-180.

［2］ Lee R,Te A E,Kaplan S A,et al. Temporal trends in adoption of and indications for the artificial urinary sphincter. J Urol,2009,181(6):2622-2627.

［3］ Crivellaro S,Morlacco A,Bodo G,et al. Systematic review of surgical treatment of post radical prostatectomy stress urinary incontinence. Neurourol Urodyn,2016,35(8):875-881.

［4］ Biardeau X,Aharony S,AUS Consensus Group,et al. Artificial urinary sphincter:report of the 2015 consensus conference.Neurourol Urodyn,2016,35(suppl 2):S8-S24.

［5］ Comiter C V,Dobberfuhl A D. The artificial urinary sphincter and male sling for postprostatectomy incontinence:which patient should get which procedure?. Investig Clin Urol,2016,57(1):3-13.

［6］ Hudak S J,Morey A F. Impact of 3.5cm artificial urinary sphincter cuff on primary and revision surgery for male stress urinary incontinence. J Urol,2011,186:1962-1966.

［7］ Van der Aa F,Drake M J,Kasyan G R,et al;Young Academic Urologists Functional Urology Group. The artificial urinary sphincter after a quarter of a century:a critical systematic review of its use in male non-neurogenic incontinence. Eur Urol,2013,63(4):681-689.

［8］ Montague D K. Artificial urinary sphincter:long-term results and patient satisfaction. Adv Urol,2012,2012:835290.

［9］ Linder B J,Piotrowski J T,Ziegelmann M J,et al. Perioperative complications following artificial urinary sphincter placement. J Urol,2015,194(3):716-720.

［10］ Smith P J,Hudak S J,Scott J F,et al. Transcorporal artificial urinary sphincter cuff placement is associated with a higher risk of postoperative urinary retention. Can J Urol,2013,20:6773-6777.

［11］ Linder B J,Rivera M E,Ziegelmann M J,et al. Long-term outcomes following artificial urinary sphincter placement:an analysis of 1 082 cases at mayo clinic. Urology,2015,86(3):602-607.

［12］ Bates A S,Martin R M,Terry T R. Complications following artificial urinary sphincter placement after radical prostatectomy and radiotherapy: a meta-analysis. BJU Int, 2015, 116(4): 623-633.

[13] Ravier E, Fassi Fehri H, Crouzet S, et al. Complications after artificial urinary sphincter implantation in patients with or without prior radiotherapy. BJU Int, 2015, 115(2): 300-307.

[14] Leon P, Chartier Kastler E, Roupret M, et al. Longterm functional outcomes after artificial urinary sphincter implantation in men with stress urinary incontinence. BJU Int, 2015, 115(6): 951-957.

[15] Linder B J, de Cogain M, Elliott D S. Long-term device outcomes of artificial urinary sphincter reimplantation following prior explantation for erosion or infection. J Urol, 2014, 191(3): 734-738.

[16] Eswara J R, Chan R, Vetter J M, et al. Revision techniques after artificial urinary sphincter failure in men: results from a multicenter study. Urology, 2015, 86(1): 176-180.

[17] Chertack N, Chaparala H, Angermeier K W, et al. Foley or fix: a comparative analysis of reparative procedures at the time of explantation of artificial urinary sphincter for cuff erosion. Urology, 2016, 90: 173-178.

[18] Wiedemann L, Cornu J N, Haab E, et al. Transcorporal artificial urinary sphincter implantation as a salvage surgical procedure for challenging cases of male stress urinary incontinence: surgical technique and functional outcomes in a contemporary series. BJU Int, 2013, 112(8): 1163-1168.

第五章　男性尿道狭窄手术治疗

第一节　前尿道狭窄的手术治疗

男性尿道是排出尿液和精液的管道,可分为前尿道(又称海绵体部尿道,包括尿道舟状窝段、尿道阴茎段和尿道球部)和后尿道(尿道膜部及尿道前列腺部)。由于炎症、损伤、先天性病变等原因,前尿道可有不同程度、不同范围的狭窄。对于前尿道狭窄的治疗,以往多采用尿道扩张和尿道内切开治疗,但这两种方法不能去除尿道狭窄处瘢痕,尿道狭窄极易复发,长远效果差。随着对尿道解剖的日益了解,尿道狭窄的诊疗技术也不断完善,已有多种前尿道成形术式,有效地提高了尿道狭窄的治愈率,改善了患者的生活质量。

一、带蒂纵行皮瓣尿道成形术

阴茎皮肤薄而活动,疏松的浅筋膜允许阴茎皮瓣转移至尿道阴茎段的任何部位,而且其皮肤无毛发生长、抗尿液刺激、血运丰富、操作简单,是治疗尿道阴茎段狭窄较理想的重建材料。1968 年,Orandi 描述了阴茎纵行带蒂皮瓣尿道成形术;1983 年,Duckett 报道了用包皮或阴茎皮瓣转移治疗尿道狭窄的方法。此后,此种术式被广泛地用于修复尿道阴茎段狭窄。阴茎皮瓣治疗尿道狭窄手术成功的关键是将供应阴茎皮肤的两层血管分离,既要能保证阴茎皮瓣的血运,又要避免阴茎皮肤的坏死。

1. **手术适应证**　尿道阴茎段狭窄,阴茎皮肤充裕。

2. **麻醉与体位**　成人采用椎管内麻醉或硬脊膜外腔阻滞麻醉,儿童宜用全身麻醉。平卧位或截石位。

3. **手术步骤**(图 5-1)

(1) 用 4 号丝线贯穿阴茎头做牵引。

(2) 分离狭窄段尿道:尿道外口插入尿道探条,初步判断狭窄位置。取阴茎腹侧纵行切口,切开皮肤及皮下筋膜组织,将尿道狭窄段腹侧正中切开,再将尿道狭窄段剖开至正常尿道 0.5~1cm 处。对同时伴有阴茎头尿道狭窄者,翼状解剖阴茎头,以便将成形尿道远端开口于阴茎头正位。

(3) 切取纵行阴茎皮瓣:测量尿道缺损的长度,标记需转移的皮瓣大小,皮瓣长度应超过尿道狭窄 0.5~1cm。切开阴茎皮肤,在皮肤深面的浅筋膜、深筋膜层之间做分离,游离蒂的长度以能将皮瓣转至狭窄尿道处而不至于游离蒂的张力过大为宜。

(4) 制作新尿道:在无张力条件下,用 5-0 或 6-0 可吸收线将切取的阴茎皮瓣与剖开的狭窄段尿道做侧侧缝合,两端分别与正常尿道黏膜吻合;也可将皮瓣连续缝合成管状,替代闭锁的尿道,并将其固定于海绵体上,两端修剪成斜面,分别于正常尿道做端端吻合,或远端直接开口于龟头。

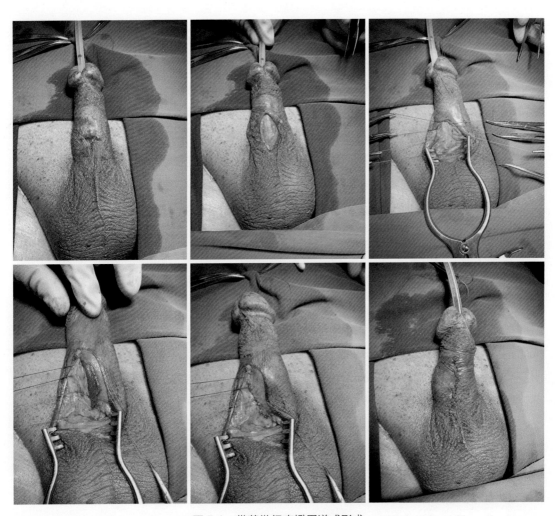

图 5-1　带蒂纵行皮瓣尿道成形术

（5）关闭阴茎切口：4-0 或 5-0 可吸收线缝合阴茎皮下浅筋膜层覆盖新尿道，关闭腹侧皮肤切口。

4. 术后处理 阴茎段伤口用弹力自粘绷带加压包扎，抗生素预防感染治疗，导尿管留置 4 周，拔除导尿管后，夹闭膀胱造瘘管嘱患者排尿，待排尿通畅 2 周后，复查尿流率或尿道造影，结果正常后，可以拔除耻骨上膀胱造瘘管。

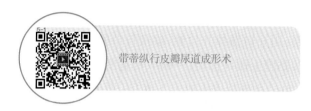

二、口腔黏膜尿道成形术

1. 手术适应证 一般用于修复狭窄段小于 10cm 的前尿道狭窄。

2. 麻醉与体位 经鼻插管全身麻醉，患者平卧位或者截石位，视具体情况而定。

3. 手术步骤

（1）切口选择：切口的正确选择对于口腔黏膜尿道成形手术的成功非常重要，如果切口选择不当，不仅手术不能顺利进行，而且还会增加术后并发症发生的风险。手术切口的设计一般从以下几方面来考虑：①是否可以方便手术的操作，如良好显露狭窄段尿道，避开阴囊对手术操作的干扰等；②是否可以减少手术创伤，最好小切口就能解决问题，需按照组织层面进行操作；③是否可以降低术后并发症，如能否降低尿道憩室、尿瘘等的发生率。

笔者根据多年的手术经验，对口腔黏膜尿道成形术的切口选择，做了如下总结：①对于尿道外口狭窄，可以选择尿道腹侧纵行切口，切开狭窄段尿道后，将口腔黏膜补在尿道背侧；②对于冠状沟至阴茎中段水平的尿道狭窄，可以选择冠状沟环形切口，将包皮顺行脱套至阴茎根部，可以良好显露狭窄段尿道；③对于冠状沟至阴囊水平的尿道狭窄，可以选择会阴部中线直切口，将阴茎从阴囊下方会阴部切口逆行脱套出来，此时可以避开阴囊的阻挡，良好显露从尿道外口至会阴部的整个前尿道；④对于阴囊下方至尿道膜部水平的球部尿道，可以取会阴部正中纵向切口，如果狭窄近端靠近尿道膜部，则取会阴部倒 Y 形切口。通过以上方案，整个前尿道都可以得到良好显露。

（2）切开狭窄段尿道：通过术前造影、膀胱镜检查、术中触诊、尿道探子探查，可以大致明确狭窄段尿道的部位和长度，此时如何切开狭窄段尿道成为需要考虑的问题，因为这是关系到需用何种术式进行黏膜修补的问题，所以需要预先考虑好。笔者的经验是：①对于尿道外口狭窄，采用背侧嵌入法修补（dorsal inlay，Asopa 法），在尿道腹侧切开后，再于狭窄段尿道背侧纵行切开，将黏膜补在尿道背侧扩大尿道管腔；②对于冠状沟至尿道球部远段尿道狭窄,采用侧方游离背侧加盖方式修补(dorsal onlay,Kulkarni 法),侧方游离尿道至背侧 12 点位置再于此处纵行切开尿道,将口腔黏膜与尿道做侧侧缝合,再间断缝合成管;③尿道球部中段狭窄,采用背侧加盖方式修补(dorsal onlay,Barbagli 法):将尿道球部完全游离抬起,背侧 12 点正中切开,口腔黏膜补在背侧;④尿道球部近段狭窄,采用腹侧加盖方式修补(ventral onlay,McAninch 法),将尿道球部腹侧正中切开,口腔黏膜补在尿道腹侧。根据尿道狭窄的不同位置,按上述方法切开狭窄段尿道,并向远近端切开至正常尿道 0.5~1cm,用无菌尺子测量尿道缺损的长度和宽度。

(3) 切取口腔黏膜:用开口器撑开口腔,碘伏行口腔内消毒,根据尿道狭窄的长度和宽度,用无菌画线笔在颊黏膜上做好标记,一般取材宽度为 1.5~2cm,取材部位要避开腮腺导管开口至少 5mm。在 20ml 生理盐水中加入 2 滴 1‰肾上腺素,将此混合液注入需取材部位的黏膜下,用尖刀片沿着标记线划开口腔黏膜,黏膜边缘用细丝线缝合几针作为牵引。用剪刀或刀片逐步取下黏膜条,创面用 4-0 或 5-0 可吸收线缝合,如果创面缝合张力过大,也可以用凡士林纱布打包缝合止血。取下的黏膜条用剪刀仔细剔除黏膜下的脂肪及纤维组织,然后浸泡在生理盐水中备用。一侧黏膜条长度不够时,也可以取双侧颊黏膜,一般每侧可以取 4~6cm 长的黏膜组织。

舌黏膜选取同上述步骤,注意避免舌下腺导管开口的损伤。

(4) 重建新尿道:在无张力的情况下,将已修剪好的黏膜条修补于狭窄段尿道的腹侧或者背侧,以加宽狭窄段尿道,黏膜条两端剪成三角形,需嵌入远近端正常尿道 0.5~1cm。如果是背侧方式修补(dorsal inlay 或者 dorsal onlay),需将黏膜条用 5-0 或 6-0 可吸收线间断固定在阴茎海绵体上,黏膜条边缘与切开的尿道边缘做侧侧缝合,留置 14F 或 16F 气囊导尿管,再用 5-0 可吸收线将加宽后的尿道间断缝合成管。如果是腹侧方式修补(ventral onlay),则将口腔黏膜条边缘与切开的尿道黏膜边缘做侧侧缝合,仅将腹侧的尿道海绵体外膜对合缝合,不缝合尿道海绵体全层,这样可以让切开的海绵体组织成为可以提供丰富血供的移植床。

(5) 关闭切口:将脱套的阴茎复位,缝合皮下及皮肤,如果是会阴部切口,需逐层关闭切口,并留置伤口橡皮引流条。

4. 术后处理　伤口用弹力自粘绷带加压包扎,抗生素预防感染治疗,导尿管留置 4 周,拔除导尿管后,夹闭膀胱造瘘管嘱患者排尿,待排尿通畅 2 周后,尿流率或尿道造影结果正常后可以拔除耻骨上膀胱造瘘管。

颊黏膜尿道成形术

舌黏膜尿道成形术

三、尿道球部吻合术

1. 手术适应证　尿道球部狭窄,狭窄段长度一般不超过 2cm。

2. 麻醉与体位　成人采用连续硬膜外麻醉或者全身麻醉,儿童采用全身麻醉,体位为截石位,臀下垫高。

3. 手术步骤

(1) 手术切口:主要根据狭窄段尿道的位置和长度来选择,一般情况下取会阴部正中纵向切口,如果狭窄近端靠近尿道膜部,则取会阴部倒 Y 形切口。术中先用尿道探子分别从尿道外口和 / 或膀胱造瘘口进入抵达尿道狭窄的远近端,初步估计尿道狭窄的长度和部位,然后描画切口线。切开皮肤和皮下组织,显露球海绵体肌,纵行切开球海绵体肌,显露其包绕的尿道球部。

(2) 游离狭窄段尿道:此步骤的目的是要将狭窄段尿道从周围组织里面游离出来,为切除尿道狭窄段做准备。术中不仅要游离狭窄段尿道,还要游离足够长度的远近端正常尿道,以实现无张力吻合。狭窄段尿道的背侧是阴茎海绵体,需找到正确的无血管层面小心分离,遇到海绵体出血可以用电凝或缝扎止血。遇到严重暴力引起的外伤性尿道狭窄,局部尿道往往完全损毁,该段尿道与周围组织成为一大团致密的纤维组织,此时仍需将该段尿道(纤维瘢痕组织)与远近端的正常尿道看作一个整体来游离,这样不仅有利于近端正常尿道的游离,而且还可以减少出血,也方便将局部瘢痕组织整体切除。

(3) 切除狭窄段尿道:分别从尿道外口和膀胱造瘘口插入尿道探子抵达尿道狭窄的远近端,然后紧贴探子尖端在该处横断尿道,将尿道狭窄段去除。一般先横断狭窄远端尿道,然后将瘢痕狭窄的尿道段提起,可方便横断狭窄近端尿道。修剪远近端尿道吻合口,将残留的瘢痕组织仔细去除,直至显露出粉红色健康的尿道黏膜组织。分别将远端吻合口的腹侧(6点位)和近端吻合口的背侧(12 点位)纵行剪开以扩大尿道吻合口。将狭窄段尿道切除后,正常尿道断端会有较多出血,此时可以将尿道黏膜与尿道海绵体外膜间断缝合几针,不仅可以使尿道黏膜外翻有利吻合,同时还可以封闭尿道海绵体断端达到止血目的。

(4) 吻合尿道:尿道吻合一般用 4-0 或 5-0 可吸收线进行 6~8 针黏膜对黏膜的端端吻合,为方便吻合,一般先用针线穿过近端尿道吻合口(腔外进针腔内出针),待近端尿道挂线完毕后,再用针线依次穿过对应的远端尿道吻合口(腔内进针腔外出针)。缝线需要穿过尿道全层,一般距尿道边缘 1mm 进针。如果吻合 8 针,则在远近端尿道的 1、2、4、5、7、8、10、11 点位置进针缝合,如果吻合 6 针,则在远近端尿道的 1、3、5、7、9、11 点位置进针缝合。一般在背侧 4 针缝合完毕后,尿道内留置导尿管,然后再缝合腹侧 4 针,以免将缝线弄乱。打结时需注意要能拉动缝线,然后依次打结。

(5) 关闭切口:将吻合口远近侧尿道两边与阴茎海绵体白膜间断缝合数针进行减张固定,稀释碘伏溶液或抗生素盐水溶液反复冲洗,伤口内留置橡皮引流条,缝合球海绵体肌,缝合皮下组织及皮肤。

4. 术后处理　伤口加压包扎,抗生素预防感染治疗,术后48小时拔除会阴部伤口引流条,导尿管留置4周,拔除导尿管后,夹闭膀胱造瘘管嘱患者排尿,待排尿通畅2周后,尿流率或尿道造影结果正常后,可以拔除耻骨上膀胱造瘘管。

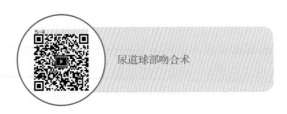

尿道球部吻合术

第二节　后尿道狭窄或闭锁的手术治疗

后尿道狭窄多为骨盆骨折后尿道损伤的后遗症。骨盆骨折产生的剪切暴力使后尿道发生断裂,同时产生的挤压暴力使膀胱及近端尿道向头侧移位,其后发生瘢痕和纤维化的结果必将导致尿道完全闭锁。尿道损伤程度的不同及受伤时处理方法的差异,可以导致后期尿道修复重建时手术难易程度差别很大。

后尿道狭窄或闭锁的手术治疗以尿道吻合术为主,由于后尿道断裂产生的是分离性移位,所以两断端间并不存在实际的尿道结构,仅存在致密的瘢痕组织。因此,手术治疗的目的是寻找并游离出尿道断端健康尿道组织,并将正常的远近端尿道吻合在一起,以恢复尿道的连续性。

后尿道狭窄手术治疗的难点包括狭小的手术空间、"可怕"的毗邻(尿道后方的直肠)、凶险的出血(术中尿道动脉及球动脉的出血)、合并症的存在(合并后尿道结石、假道及尿路感染等)、移位(变形)的耻骨、上浮的尿道/长段的缺损、复杂的瘢痕、多次的手术。因此,后尿道吻合术手术难度大,是公认的手术难题。纵观尿道狭窄手术治疗史,尿道吻合术经历了多次改进,经会阴途径的后尿道吻合术可以取得满意效果,成为目前后尿道狭窄治疗的"金标准"。施行后尿道吻合术时,需要遵循三个基本原则:①尿道两断端间瘢痕组织的彻底切除;②吻合口宽大;③无张力的黏膜对黏膜吻合。多数后尿道狭窄患者仅存在1~2cm的尿道缺损,手术相对容易,通过充分游离尿道球部即可达到无张力吻合。但也有的患者尿道缺损段较长,尿道远近端无法对合,需要采用一系列的手术方法和技巧来降低尿道远近端的张力,使后尿道吻合能够顺利完成。通常包括阴茎中隔劈开、耻骨联合下缘部分切除、游离前尿道、尿道穿入海绵体脚后方等技术手段,充分暴露耻骨后间隙并使尿道断端达到无张力吻合。

一、经会阴途径后尿道吻合术

经会阴径路临床医师较为熟悉,对患者创伤小,手术效果满意,因此是治疗后尿道狭窄的首选手术路径。只有经会阴手术多次失败及经久不愈的瘘管才考虑经耻骨途径手术。

1. 手术适应证　膜部或球膜部的尿道狭窄,狭窄段一般不超过 3cm。

2. 手术禁忌证　合并急性或亚急性尿道感染者,以及伴有瘘管者是手术禁忌证,应先行耻骨上膀胱造瘘术引流尿液,待炎症或瘘管治愈后 3 个月以上再行尿道吻合术。

3. 麻醉与体位　成人采用连续硬膜外麻醉或全麻,儿童采用全麻,体位为截石位或过度截石位,臀部垫高或采取适度头低足高体位。摆体位时应避免膝关节外侧受压引起腓总神经损伤。

4. 手术步骤

(1) 切口及显露尿道球部:取会阴部倒 Y 形切口,切口下缘在肛门口上方 3cm 处,两侧达坐骨粗隆前缘。切开皮肤及皮下组织显露球海绵体肌及会阴中心腱,纵行剪开并向左右分开球海绵体肌,暴露出尿道球部。

(2) 游离并切断远端尿道:用剪刀仔细游离尿道球部,尿道球部与背侧的阴茎海绵体之间存在解剖间隙,在此间隙内游离可以避免阴茎海绵体损伤引起出血,将尿道球部远端游离至阴茎悬韧带水平,近端尽量向上游离,可经尿道外口插入尿道探子,探子尖端受阻处即为尿道狭窄远端,于此处横断尿道。

(3) 去除局部瘢痕显露近端尿道:通过膀胱造瘘口将尿道探子插入膀胱并进入近端尿道,将探子尖端抵住尿道狭窄近端并轻轻向会阴部顶起,此时用手指隔着瘢痕组织可以触摸到探子尖端,用电刀或小圆刀片对着探子尖端进行十字切开,然后分别切除瘢痕组织,采取逐层切开的方式逐渐去除局部瘢痕,直至尿道探子尖端自然显露,这样可以将覆盖尿道近端的瘢痕组织彻底切除干净。修剪尿道近端,直至露出粉红色柔软健康的近端尿道黏膜组织,同时修剪近段尿道周围组织,使得近段尿道黏膜呈现自然外翻状态。近段正常尿道黏膜需游离出约 5mm 以备吻合。同时还需检查近端尿道吻合口的宽度,一般至少要能轻松通过 24F 尿道探子。

(4) 吻合尿道:如果尿道远近端相距较近,仅 1~2cm,此时通过前述的充分游离尿道球部就可以进行无张力吻合。一般用带针 4-0 或 5-0 可吸收线进行尿道吻合,首先在操作难度较大的近端尿道吻合口进行缝合操作,由尿道腔外向腔内进针穿透尿道壁全层,均匀缝合 6~8 针。近端尿道吻合口缝合操作完毕,再用同一针线缝合对应点位的远端尿道吻合口,此时进针方向改为由尿道腔内向腔外进针穿透尿道壁全层,先缝合背侧(12 点方向)半圈的尿道壁,然后将 16F 气囊导尿管从尿道外口插入穿过远近端尿道吻合口进入膀胱内,然后再缝合腹侧(6 点方向)半圈的尿道壁,如此可避免在插入导尿管时将缝线搞乱。注意将远近端尿道吻合口拉近靠拢后再进行打结操作,如此可避免打结时缝线撕脱尿道壁。

（5）关闭切口：尿道吻合完毕后，可将尿道海绵体间断缝于尿生殖膈上以加固吻合口。伤口放置橡皮引流条或引流管，逐层关闭会阴部切口。

5. 术中技巧与体会

（1）体位：患者摆体位时应垫高臀部，必要时术中还可以调整手术床成头低足高位，有助于显露深部手术野，利于手术操作，同时减少直肠损伤的概率。

（2）切口定位：手术开始前应先经尿道外口置入尿道探子，抵达尿道狭窄的远端，会阴部触诊探子尖位置，初步评判狭窄远端位置，然后经膀胱造瘘口置入尿道探子进入后尿道，术者用手触摸探子尖位置，如果能触摸到具体位置，说明狭窄近端位置浅，手术难度小，如果不能触及，说明位置深，常见于尿道膜部离断后膀胱前列腺上浮或骨盆骨折后耻骨联合下移，手术难度大。同时，经膀胱造瘘口抵达尿道狭窄近端的探子尖所对应会阴部皮肤位置可选为倒 Y 形切口中纵切口与两侧切口的交汇点，如此术中切口的下缘较接近尿道近端平面，有利于近端尿道的显露。

（3）离断尿道：离断远端尿道时应尽量靠近尿道狭窄近端，这样可以最大程度保留远端正常尿道，同时瘢痕封闭的远端尿道也会减少不必要的尿道海绵体出血，建议在吻合开始前再修剪远端尿道，去除瘢痕组织。

（4）瘢痕彻底切除：瘢痕彻底切除是指要将待吻合的尿道远近端的瘢痕组织全部去除，即尿道的远近端通过修剪后均显露出正常的黏膜结构。瘢痕切除彻底不是指要将局部的瘢痕全部去除，这样不仅没有必要，而且会延长手术时间、加重损伤及并发症的发生率。切除瘢痕显露近端尿道是手术的难点，也是手术成败的关键点，术中稍有不慎就会损伤下方的直肠前壁，尤其是在游离尿道近端后缘时。此时可将左手示指或中指伸入直肠内作为引导，可以清楚地触及抵达尿道狭窄近端的探子尖、探子尖与前列腺及耻骨联合的关系、直肠前壁的厚度以及瘢痕的厚度。此时可让助手用鼠齿钳将瘢痕提起，术者用剪刀紧贴直肠前壁将瘢痕去除一直向近端剪到组织柔软处再横断，此时往往已经暴露出正常柔软的近端尿道下缘黏膜。切除瘢痕可采用十字旋切法（图 5-2），即用手指隔着瘢痕组织触摸到探子尖端，用电刀或小圆刀片对着探子尖端进行十字切开，然后分别切除切开的瘢痕组织。分多层次逐层切除瘢痕，即采取逐层切开的方式逐渐去除局部瘢痕，直至尿道探子尖端自然显露，这样可

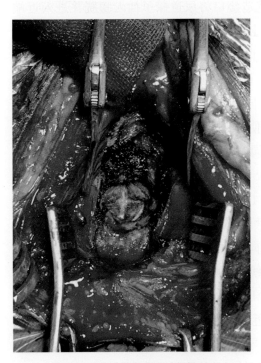

图 5-2　后尿道瘢痕的十字旋切

以将覆盖尿道近端的瘢痕组织彻底切除干净。

（5）尿道吻合：有三个基本原则，即瘢痕切除彻底、吻合口宽大无张力、黏膜对黏膜的吻合。瘢痕切除彻底是尿道吻合术成败的关键点。近端尿道吻合口修剪完成后一定要能轻松通过至少24F尿道探子，远近端尿道吻合口均可剪成"匙状"以扩大吻合口，避免术后尿道狭窄。吻合口张力大时不能强行吻合，应采取Webster无张力吻合"四步法"降低张力后再进行吻合。

（6）无张力吻合的手术技巧及方法：如果尿道远近端相距较远，此时需要采取一系列手术技巧来缩短尿道远近端的距离以降低吻合口张力，Webster将其总结为无张力吻合"四步法"，绝大多数患者进行前两步即可满足无张力吻合的要求。第一步，尿道球部的充分游离，利用尿道组织自身的弹性，可以延长尿道2~3cm。第二步，阴茎中隔的切开，使尿道从分开的阴茎海绵体之间穿过，如此可以缩短尿道远近端距离1~2cm。第三步，耻骨联合下缘的部分切除，切除部分耻骨联合下缘后，可以将尿道的耻骨下弯弧度变直，使尿道远近端之间的距离变短，取捷径进行吻合。此步骤缩短尿道远近端的距离长短取决于去除耻骨联合下缘的多少，一般会缩短尿道远近端距离1~2cm。第四步，尿道绕阴茎海绵体脚，此步骤是将远端尿道从一侧阴茎海绵体脚绕过，再与近端尿道进行吻合，至少可以缩短尿道远近端距离1cm。因此，通过Webster "四步法"，可以缩短尿道远近端距离5~8cm，基本上可以满足绝大多数的后尿道无张力吻合要求。

（7）后尿道空间扩容术：后尿道手术空间狭小、手术野显露不佳，进出针不易、操作不便、吻合难度大，其近端尿道的缝合操作是公认的手术难点。对于大多数病例，经会阴切口用小圆针操作可以完成后尿道吻合，但对于高位的近端尿道，后尿道吻合的操作极其困难。需要将后尿道周围空间进行延展扩展容积，利于尿道吻合术过程中的缝合和打结操作。切除尿道闭锁段瘢痕后，向近端尿道四周"扩容"，显露术野空间，切开显露近端尿道黏膜、外翻、吻合。

（8）八针吻合术：根据中国成年男性尿道周径平均值，尿道膜部吻合采用8针吻合方法既能达到吻合的密闭防漏而又不至于过于致密导致吻合口处组织缺血。8针吻合法在进针的点位上有两种不同的模式，传统的点位是分别从3、6、9、12点以及其间的4点进行8针吻合（图5-3）；改良的点位是不做上述传统点位的进针，而是在12点与3点间、3点与6点间、6点与9点间和9点与12点间分别取两点进行吻合（图5-4），这种吻合法的理由是远端和近端尿道的对合并不是圆形对合，而是一种椭圆形的"勺状"对合，这样取的点位正好使整个远端吻合口呈"勺状"斜着铺在近端吻合口上，而且两侧的进针和打结相对较中间的进针和打结容易。但8针的手术技巧相对较高，而且很容易使针线交错混淆，因此在进针完毕后需妥善固定并记住相互间的空间位置，以免不必要的重复。吻合后尿道海绵体外膜和邻近的阴茎体或会阴组织之间可以进行减张缝合。

（9）黏膜外翻吻合技术：瘢痕彻底切除后，为更好地暴露近段尿道黏膜，我们将黏膜与黏

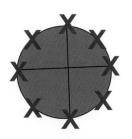

图 5-3　传统八针吻合

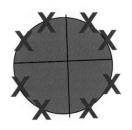

图 5-4　改良八针吻合

膜外组织缝合,使其外翻成鱼口状或喇叭口状,这种状态可以保证黏膜对黏膜的准确吻合。黏膜外翻可以充分保障黏膜对位吻合,显著提高尿道吻合术的成功率,降低尿道狭窄复发率。黏膜外翻吻合技术是一项安全的手术技术,术后并发症与传统吻合术相比无差别。该技术简便、易行,并不延长手术时间。该技术的前提是尿道周围瘢痕组织彻底切除和手术空间良好的暴露(图 5-5)。

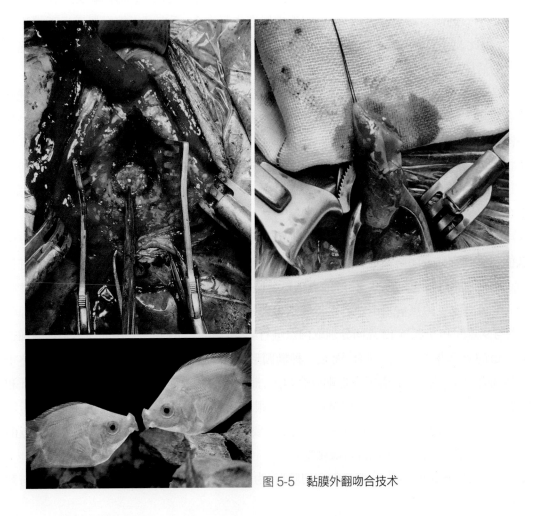

图 5-5　黏膜外翻吻合技术

在膀胱注射过程中会有一定的药物损耗。

5. BTX 的剂量　不同厂家生产的 BTX 之间不能进行剂量换算。临床上 BoNT-A 膀胱注射治疗的剂量通常为：

（1）神经源的逼尿肌过度活动，注射 200U。

（2）难治性膀胱过度活动症，注射 100~200U。

（3）膀胱疼痛综合征，注射 100~200U。

（4）氯胺酮相关性膀胱炎，注射 200U。

（5）儿童：使用 BoNT-A 膀胱注射治疗的参考剂量如下：

1）神经源性逼尿肌过度活动，一般注射 10~20U/kg，最大 300U。

2）难治性膀胱过度活动症，一般注射 5U/kg，最大剂量 150U，或 12.5U/kg，最大剂量 200U。

如果 BoNT-A 膀胱注射治疗效果不明显，可以考虑更换另一个厂家的产品。

6. 膀胱注射的部位　可分为：避开三角区、逼尿肌联合三角区和仅三角区。

（1）避开三角区：最常用的是避开三角区，每针相距 1cm（图 6-1）。避开三角区注射的理由是担心三角区注射会破坏输尿管抗反流机制，引起膀胱输尿管反流。

（2）逼尿肌联合三角区：三角区含有更丰富的感觉神经纤维，在笔者进行的前瞻性对照研究中，发现逼尿肌联合三角区注射 BoNT-A 的疗效比单纯逼尿肌注射好，且并不引起膀胱输尿管反流（图 6-2）。

（3）仅三角区：Lucioni A 等认为三角区注射与避开三角区注射治疗 OAB 的疗效无明显区别（图 6-3）。

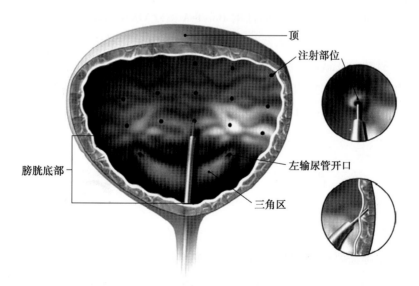

图 6-1　避开膀胱三角区注射部位示意图

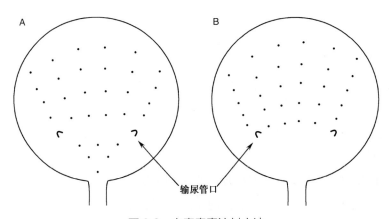

图 6-2　肉毒毒素注射方法
A. 包括膀胱三角区；B. 避开膀胱三角区

7. 注射深度　通常将 BoNT-A 注射于逼尿肌内，注射针插入的深度为 2~3mm。但是，在临床实践中不容易每针都能准确地扎入逼尿肌内，且保证不穿出逼尿肌外，尤其是国内使用的注射针都不是 BTX 专用的注射针，更不容易掌握注射膀胱壁的深度。为了避免穿出膀胱，注射时膀胱充盈程度为膀胱容量的一半。对于神经源性膀胱患者，向小梁注射是避免穿透膀胱的好方法。笔者在临床实践中尽可能做到不穿透膀

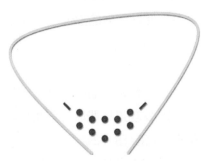

图 6-3　仅三角区注射方法

胱壁，只要穿入膀胱壁内即可，合适深度的判断为注射后见到注射点局部隆起。Duthie 等报道尿路上皮下（suburothelial injection）注射 BoNT-A 治疗 OAB 的效果与逼尿肌内注射相当。Szczypior 等在肉毒毒素溶液内加美蓝（methylene blue），以提高对注射膀胱壁深度的判断。

8. 注射的针数　文献报道注射的针数不一，一般 10~30 针。针数越多，用的稀释液（0.9% 生理盐水）也越多，一般 10~30ml。每针注射的 BoNT-A 溶液 0.5ml 或 1ml。注射完毕后，用 0.9% 生理盐水 1ml 注射最后一针，以保证全部肉毒毒素用完（不浪费注射针内的 BoNT-A）。

第七节　术中及术后注意事项

脊髓损伤患者在 BTX 膀胱注射整个操作过程有可能会出现自主神经反射障碍。这与肉毒素本身无关，但需要做好预防、监测和抢救的准备工作。

术后是否留置尿管因人而异。Hermieu 等不建议 OAB 患者术后留置尿管，除非有严重的血尿。

第八节　术后并发症及其处理

术后的主要并发症是尿路感染和残余尿量增加。

1. **尿路感染**　Schurch 等报告 NDO 患者术后尿路感染发生率高达 21%~32%,用抗生素治疗。

2. **残余尿量增加**　Brubaker、Flynn 和 Sahai 报告 OAB 患者术后剩余尿量达 200ml 以上者发生率为 27%~43%。笔者的经验是术后残余尿量远低于此。多数残余尿量增加是暂时性的。Hermieu 等建议对残余尿量产生症状、残余尿量超过 200ml 者进行间歇性导尿治疗。

3. **血尿**　血尿是常见并发症,通常不需处理,能自愈。

4. **注射部位疼痛**　通常无需处理。

5. **BoNT-A 抗体阳性**　Hegele 等报道 BoNT-A 抗体阳性发生率为 16%,对症治疗。BoNT-A 抗体阳性者对 BoNT-A 治疗无效。

6. **罕见并发症**　包括肌无力(hypoasthenia)、尿急症、视力障碍和吞咽困难。BTX 膀胱注射的疗效持续时间不是持久的,所以可能需要重复多次注射。有学者担心膀胱多次注射后会引起膀胱壁纤维化,但 Apostolidis 等的研究表明,反复多次 BTX 膀胱注射不会导致膀胱上皮和上皮下组织产生明显的炎症、纤维化或萎缩等病理改变。

第九节　BTX 膀胱灌注治疗

Tyagi 等报道脂质体包裹 BTX 膀胱灌注可以减少膀胱注射的副作用。用硫酸鱼精蛋白(protamine sulfate)或二甲基亚砜(dimethyl sulfoxide)进行尿路上皮剥脱,脂质体包裹 BoNT-A 和其他物理途径增加毒素的渗透性和避免逼尿肌注射。脂质体包裹 BoNT-A 在减少毒素降解的同时增加毒素的活性。这种治疗方法成功地减少了 OAB 患者的尿频和尿急,但并未显著减少急迫性尿失禁的次数。

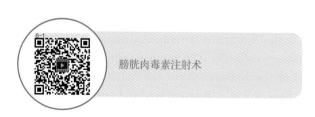

膀胱肉毒素注射术

（谢克基）

参考文献

［1］ van Ermengem E. Ueber einen neuen anaëroben Bacillus und seine Beziehungen zum Botulismus. Zeitsch Hyg Infekt,1897,26:1-56.

［2］ Dykstra D D,Sidi A A,Scott A B,et al. Effects of botulinum A toxin on detrusor-sphincter dyssynergia in spinal cord injury patients. J Urol,1988,139:919-922.

［3］ Schurch B,Schmid D M,Stohrer M. Treatment of neurogenic incontinence with botulinum toxin A. N Engl J Med,2000,342:665.

［4］ Stöhrer M,Goepel M,Kondo A,et al. The standardization of terminology in neurogenic lower urinary tract dysfunction:with suggestions for diagnostic procedures. International Continence Society Standardization Committee. Neurourol Urodyn,1999,18:139-158.

［5］ Maria G,Brisinda G,Civello I M,et al. Relief by botulinum toxin of voiding dysfunction due to benign prostatic hyperplasia:results of a randomized,placebo-controlled study. Urology,2003,62:259-264.

［6］ Kuo H C. Urodynamic evidence of effectiveness of botulinum A toxin injection in treatment of detrusor overactivity refractory to anticholinergic agents. Urology,2004,63:868-872.

［7］ Smith C P,Radziszewski P,Borkowski A,et al. Botulinum toxin A has antinociceptive effects in treating inerstitial cystitis. Urology,2004,64:871-875.

［8］ 姜少军,谢克基,蔡岳斌,等. 膀胱内注射肉毒素 A 治疗氯胺酮相关性膀胱功能障碍. 第三军医大学学报,2012,34:1120-1122.

［9］ Giannantoni A,Carbone A,Carone R,et al. Real-life clinical practice of onabotulinum toxin A intravesical injectionsfor overactive bladder wet:an Italian consensus statement. World J Urol,2017,35:299-306.

［10］ Del Popolo G,Filocamo M T,Li Marzi V,et al. Neurogenic detrusor overactivity treated with English botulinum tonxin a:8-year experience of one single centre. Eur Urol,2008,53:1013-1019.

［11］ Hermieu J F,Ballanger P,Amarenco G,et al. Guidelines for practical usage of botulinum toxin type A(BoNTA) for refractory idiopathic overactive bladder management:Translation of French recommendations. Prog Urol, 2014,24:e1-7.

［12］ Hirst G R,Watkins A J,Guerrero K,et al. Botulinum toxin B is not an effective treatment of refractory overactive bladder. Urology,2007,69:69-73.

［13］ Ravindra P,Jackson B L,Parkinson R J. Botulinum toxin type A for the treatment of non-neurogenic overactive bladder:does using onabotulinumtoxinA(Botox(®)) or abobotulinumtoxinA(Dysport(®))make a difference?. BJU Int,2013,112:94-99.

［14］ Cruz F,Herschorn S,Aliotta P,et al. Efficacy and safety of onabotulinumtoxinA in patients with urinary incontinence due to neurogenic detrusor overactivity:a randomised,double-blind,placebo-controlled trial. Eur Urol,2011,60:742-750.

［15］ 谢克基,陈晖,将重和,等. 膀胱三角区联合逼尿肌注射 A 型肉毒毒素治疗神经源性逼尿肌过度活动伴尿失禁的疗效和安全性:前瞻性、多中心、单盲、随机对照试验. 中华泌尿外科杂志,2015,36:95-99.

［16］ Chapple C,Sievert K D,MacDiarmid S,et al. OnabotulinumtoxinA 100U significantly improves all idiopathic overactive bladder symptoms and quality of life in patients with overactive bladder and urinary incontinence:a randomised,double-blind,placebo-controlled trial. Eur Urol,2013,64:249-256.

［17］ Dowson C,Watkins J,Khan M S,et al. Repeated botulinum toxin type A injections for refractory overactive bladder:medium-term outcomes,safety profile,and discontinuation rates. Eur Urol,2012,61:834-839.

［18］ 易贤林,谢克基,汤平,等. A 型肉毒素注射治疗膀胱过度活动症对生活质量的影响. 中华外科杂志,2010,48:1435-1436.

［19］ 李杰荣,谢克基,刘国庆,等.逼尿肌联合三角区与单独逼尿肌注射 A 型肉毒毒素治疗女性膀胱疼痛综合征/间质性膀胱炎的疗效和安全性比较.中华泌尿外科杂志,2016,37:310.

［20］ 高轶,廖利民,赵玲娜.A 型肉毒毒素膀胱逼尿肌注射术治疗难治性间质性膀胱炎/膀胱疼痛综合征 13 年回顾分析.中华泌尿外科杂志,2017,38:820-823.

［21］ 姚友生,邓毕华,郝伟平,等.膀胱黏膜下注射 A 型肉毒毒素治疗间质性膀胱炎.中华外科杂志,2012, 50:457-458.

［22］ Gamé X,Mouracade P,Chartier-Kastler E,et al. Botulinum toxin-A（Botox）intradetrusor injections in children with neurogenic detrusor overactivity/neurogenic overactive bladder：a systematic literature review. J Pediatr Urol,2009,5:156-164.

［23］ Ingham J,Angotti R,Lewis M,et al. Onabotulinum toxin A in children with refractory idiopathic overactive bladder：medium-term outcomes. J Pediatr Urol,2019,15:32.e1-e5

［24］ Marte A,Borrelli M,Sabatino M D,et al. Effectiveness of botulinum-A toxin for the treatment of refractory overactive bladder in children. Eur J Pediatr Surg,2010,20:153-157.

［25］ Bottet F,Peyronnet B,Boissier R,et al. Switch to Abobotulinum toxin A may be useful in the treatment of neurogenic detrusor overactivity when intradetrusor injections of Onabotulinum toxin A failed. Neurourol Urodyn,2018,37:291-297.

［26］ Ginsberg D,Gousse A,Keppenne V,et al. Phase 3 efficacy and tolerability study of onabotulinumtoxinA for urinary incontinence from neurogenic detrusor overactivity. J Urol,2012,187:2131-2139.

［27］ Lucioni A,Rapp D E,Gong E M,et al. Intravesical botulinum type A toxin injection in patients with overactive bladder：Trigone versus trigone-sparing injection. Can J Urol,2006,13:3291-3295.

［28］ Szczypior M,Polom W,Markuszewski M,et al. Overactive bladder treatment：application of methylene blue to improve the injection technique of onabotulinum toxin A. Scand J Urol,2017,51:474-478.

［29］ Tyagi P,Kashyap M,Yoshimura N,et al. Past,Present and future of chemodenervation with botulinum toxin in the treatment of overactive bladder. J Urol,2017,197:982-990.

［30］ Hermieu J F,Ballanger P,Amarenco G,et al. Guidelines for practical usage of botulinum toxin type A（BoNTA）for refractory idiopathic overactive bladder management：Translation of French recommendations. Prog Urol, 2014,24:e1-7.

［31］ Schurch B,Seze M,Denys P,et al. Botulinum toxin type a is a safe and effective treatment for neurogenic urinary incontinence：results of a single treatment,randomized,placebo controlled 6-month study. J Urol, 2005,174:196-200.

［32］ Brubaker L,Richter H E,Visco A,et al. Refractory idiopathic urge urinary incontinence and botulinum A injection. J Urol,2008,180:217-222.

［33］ Flynn M K,Amundsen C L,Perevich M,et al. Outcome of a randomized,double-blind,placebo controlled trial of botulinum A toxin for refractory overactive bladder. J Urol,2009,181:2608-2615.

［34］ Sahai A,Khan M S,Dasgupta P. Efficacy of botulinum toxin-A for treating idiopathic detrusor overactivity：results from a single center,randomized,double-blind,placebo controlled trial. J Urol,2007,177:2231-2236.

［35］ Hegele A,Frohme C,Varga Z,et al. Antibodies after botulinum toxin A injection into musculus detrusor vesicae：incidence and clinical relevance. Urol Int,2011,87:439-444.

［36］ Mangera A,Andersson K E,Apostolidis A,et al. Contemporary management of lower urinary tract disease with botulinum toxin A：a systematic review of botox（onabotulinumtoxinA）and dysport（abobotulinumtoxinA）. Eur Urol,2011,60:784-795.

［37］ Apostolidis A,Jacques T S,Freeman A,et al. Histological changes in the urothelium and suburothelium of human overactive bladder following intradetrusor injections of botulinum neurotoxin type A for the treatment of neurogenic or idiopathic detrusor overactivity. Eur Urol,2008,53:1245-1253.

第 七 章 膀胱阴道瘘修补术

第一节 概　述

膀胱阴道瘘诊断明确后,选择合适的手术治疗时机非常重要,因为初次手术修补的成功率最高,而随着修补次数的增加手术成功率将逐渐下降。最好的手术修补时机是瘘口周围组织炎症水肿消退及泌尿生殖道无感染存在。当查体或辅助检查发现瘘口有残留异物及结石存在时,可在膀胱镜辅助下取出异物或结石,对减轻炎症水肿有一定帮助,为下一步修补治疗(2~4 周后)创造良好的条件。

通常,对于妇科手术后引起的膀胱阴道瘘多建议在持续尿管引流情况下 2~4 个月进行修补手术。有报道在经妇科手术出现阴道漏尿症状后 6 周即进行修补也取得了较高的手术成功率。而对于局部放疗后引起的膀胱阴道瘘修补时机甚至要推迟到 1~2 年后。笔者建议在完成术前准备的情况下,等待瘘口周围炎症水肿消退时间超过 3 个月后,定期对患者进行查体以观察瘘口周围组织炎恢复情况并了解患者的生活质量,个体化地选择治疗时机。

第二节　术前准备

用 3% 硼酸溶液或温水坐浴,使瘘口保持干燥并清洁局部环境。另外,医师需要督促膀胱阴道瘘患者根据尿常规及病原学检查结果适当使用抗生素治疗。手术前一天傍晚及手术日晨起后使用稀释碘伏液或生理盐水行会阴区冲洗以增加瘘口周围清洁程度、减轻水肿。

第三节　手 术 步 骤

1. **膀胱镜检**　麻醉成功后,患者取截石位,常规消毒铺单,经尿道置入 70° 膀胱镜,镜下见膀胱容量正常,膀胱内尿液黄色、清亮,双侧输尿管开口位置、喷尿情况。观察膀胱壁,明确瘘口位置、大小,及瘘口周围黏膜、瘢痕情况。

2. **双侧输尿管置管**　经膀胱镜行双侧输尿管插管,撤出膀胱镜后留置尿管,固定尿管及双侧输尿管导管。

3. **瘘口暴露**　改为截石位(或者俯卧位)(图 7-1),阴道拉钩暴露膀胱阴道瘘瘘口(图 7-2),沿瘘道置入 12~14F 导尿管,向水囊内注入 6~8ml 生理盐水固定在膀胱内,并向外牵引瘘口。

4. **瘘口分层游离**　在瘘口周围游离阴道壁全层(图 7-3),在阴道前壁游离出舌形带蒂阴道皮瓣。

5. **瘘口分层叠瓦式缝合**　撤出瘘口内尿管后,使用 3-0 可吸收线全层缝合膀胱瘘口,形成第一层结构(图 7-4)。用 3-0 可吸收线垂直于第一层方向包埋缝合膀胱浆肌层,包埋第一层,形成第二层结构(图 7-5),两层的缝合方向尽量垂直,避免重叠。

6. **检查瘘口闭合情况**　向膀胱内注生理盐水,确认无漏尿后(图 7-6),向下牵拉舌形带蒂阴道皮瓣覆盖瘘口,3-0 可吸收线行连续缝合(图 7-7),关闭瘘口(图 7-8)。阴道内填塞碘伏纱条 48~72 小时(图 7-9)。术后留置导尿管 3 周左右,并适当口服 M 受体拮抗剂以预防膀胱痉挛。

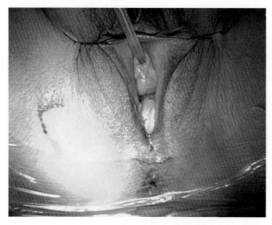

图 7-1　截石位,膀胱留置尿管

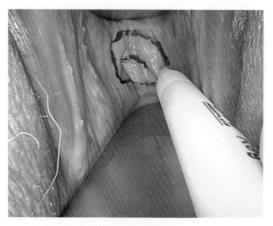

图 7-2　阴道拉钩暴露膀胱阴道瘘瘘口

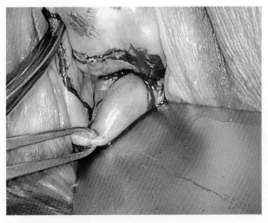

图 7-3　瘘口周围 0.3cm 游离阴道壁全层

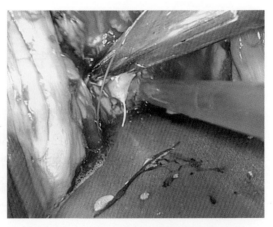

图 7-4　3-0 可吸收线全层缝合膀胱瘘口

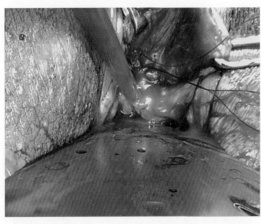

图 7-5　3-0 可吸收线垂直于第一层方向包埋缝合膀胱浆肌层

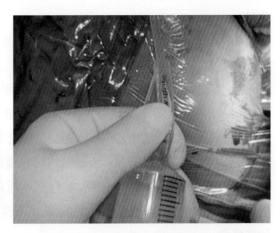

图 7-6　膀胱内注生理盐水,确认无漏尿

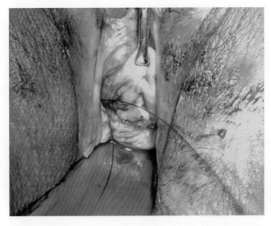

图 7-7　3-0 可吸收线行连续缝合舌形带蒂阴道皮瓣覆盖瘘口

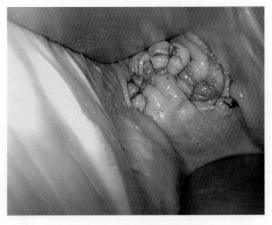

图 7-8　瘘口缝合完毕

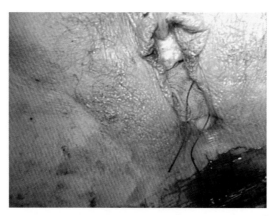

图 7-9　阴道内填塞碘伏纱条 48~72 小时

第四节　并　发　症

1. **膀胱阴道瘘复发**　膀胱阴道瘘修补术的主要并发症为瘘的复发。分层及叠瓦式缝合是手术成功的关键。以丝线牵引大阴唇、置入阴道重锤及助手用拉钩向两侧牵拉阴道壁、用充水水囊导尿管向阴道外牵引瘘口等技巧对充分暴露瘘口有重要作用。充分暴露有利于分层游离和缝合。有专家认为采用俯卧位有利于手术的成功。

2. **出血**　膀胱阴道瘘修补术术中、术后的出血并不多见。术后填塞碘伏纱条可以减少术后渗血，准确的解剖层次可以减少术中出血。

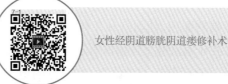

女性经阴道膀胱阴道瘘修补术

（沈宏　罗德毅　吴士良　许克新）

参考文献

［1］　Luo D Y，Shen H. Transvaginal Repair of Apical Vesicovaginal Fistula：A Modified Latzko Technique-Outcomes at a High-volume Referral Center. Eur Urol，2019，76（1）：84-88.

［2］　Stamatakos M，Sargedi C，Stasinou T，et al. Vesicovaginal fistula：diagnosis and management. Indian J Surg，2014，76（2）：131-136.

［3］　Liao C Y，Tasi R S，Ding D C. Gynecological surgery caused vesicovaginal fistula managed by Latzko operation. Taiwan J Obstet Gynecol，2012，51（3）：359-362.

［4］　Singh V，Sinha R J，Sankhwar S N，et al. Transvaginal repair of complex and complicated vesicovaginal fistulae. Int J Gynaecol Obstet，2011，114（1）：51-55.

［5］　Kochakarn W，Pummangura W. A new dimension in vesicovaginal fistula management：an 8-year experience at Ramathibodi hospital. Asian J Surg，2007，30（4）：267-271.

第八章　女性输尿管阴道瘘修补术

第一节　概　　述

输尿管阴道瘘指输尿管和阴道之间存在异常通道,尿液自瘘口流出,不受控制,是医源性输尿管损伤的严重并发症之一。

据文献报道,在盆腔内手术时因各种原因造成的输尿管损伤发生率为 0.5%~1.0%,其中 78%~82% 发生于子宫切除术、盆底修复重建术和盆腔血管手术。输尿管损伤好发部位为输尿管横跨髂内、外动脉分支处、子宫动脉横跨输尿管处及子宫颈旁处,绝大多数输尿管损伤发生在子宫动脉下方输尿管远端。该段输尿管向前、向下、向内行进时,在距子宫颈约 2.5cm 处从子宫动脉后下方绕过,在子宫阴道上部外侧约 2cm 向前行进,然后斜向内侧,经阴道前面至膀胱底斜行进入膀胱。在妇产科盆腔手术中,因手术部位较深、显露困难,受肿瘤浸润、推移的影响或局部炎症粘连,输尿管解剖位置也可能发生改变。在分离肿瘤、游离子宫、处理子宫动脉及韧带时,或出血过程中,可能会造成输尿管被钳夹、切割、缝扎或营养血管破坏等意外情况发生,引起输尿管损伤,包括输尿管破口或横断、钝性撕裂伤、烧灼伤、部分或完全缝合结扎,或输尿管血供的手术性损伤造成局部缺血。损伤后输尿管壁的完整性被破坏,尿液漏出积存于盆腹腔内。经阴道手术时阴道端有创面,或经腹子宫切除术阴道残端有缝线创面时,输尿管与阴道之间形成异常通道,尿液自阴道溢出,便形成输尿管阴道瘘。

由于左侧输尿管较右侧输尿管与宫颈有更为紧密的关系,左侧输尿管更容易受到损伤,文献报道双侧输尿管同时损伤的概率为 5%~10%,而单纯左侧输尿管损伤的概率达到 77.1%。

第二节　临床表现及诊断

早期输尿管阴道瘘患者可表现为发热、腰痛,与局部形成的尿囊肿或尿路梗阻有关。一般多在术后 1~4 周出现尿瘘,患者表现为正常排尿的同时出现阴道持续漏尿。尿瘘给患者所带来的危害除持续阴道漏尿所引起的并发症,如局部皮肤的皮疹、湿疹和感染外,还有由于输尿管狭窄、梗阻引起尿路感染和肾功能损害。漏尿严重影响患者的正常家庭生活、工作及社会活动。

输尿管阴道瘘的诊断需要有确切的近期手术或外伤史,患者术后或伤后出现正常排尿的同时伴阴道持续漏尿者,应考虑输尿管阴道瘘的存在。但对于近期行子宫颈癌淋巴结清扫术的患者,有可能出现盆腔或阴道淋巴液渗漏,易与漏尿混淆,测定漏出液的肌酐值可明确性质。

输尿管阴道瘘需要与膀胱阴道瘘相鉴别,可以进行导尿及膀胱镜检查。膀胱镜检查可见患侧输尿管口蠕动及喷尿消失,逆行输尿管插管多于 2~7cm 受阻失败。膀胱镜还可观察膀胱是否有瘘口,以排除膀胱阴道瘘。有阴道漏尿的患者,阴道内填塞纱布,经尿道膀胱腔内灌注美蓝溶液,嘱患者站立活动后观察,若患者阴道内纱布有明显浸湿但无染色,可能是输尿管阴道瘘;若有蓝色液体浸湿,至少说明患者有膀胱阴道瘘,但不能排除合并有输尿管阴道瘘。

B 超提示患肾及输尿管扩张、积水。排泄性尿路造影可了解患侧肾脏梗阻程度及肾功能。患侧肾脏可表现为显影迟缓,肾盂肾盏扩张,输尿管增宽并与膀胱连续性中断或造影剂进入阴道腔(图 8-1),严重者患肾不显影。

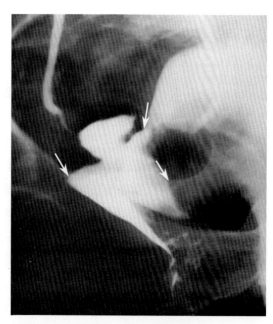

图 8-1　顺行输尿管造影
显示造影剂经右侧输尿管下段进入阴道

CT 增强及三维重建(CTU)是诊断输尿管损伤的"金标准",93.8% 的输尿管阴道瘘患者 CTU 有典型的造影剂渗漏表现。

—— **第三节　保守治疗** ——

医源性输尿管损伤的处理原则是保护肾功能和恢复尿路的连续性。对于输尿管阴道瘘，具体术式应根据损伤局部情况、输尿管缺损长度等选择。

对于诊断明确的输尿管阴道瘘患者，可以先尝试经膀胱镜或输尿管镜置入双J管，放置1~3个月后取出，这样可以保护肾功能，部分患者瘘孔还可能自愈。但输尿管置管的成功率不到10%，即使置管成功，仍有瘘难以自行愈合可能。

—— **第四节　手术治疗** ——

早期输尿管膀胱再植仍是输尿管阴道瘘处理的最佳方式，腹腔镜输尿管膀胱再植术创伤小、术后恢复快，也可以用于本症的治疗。术中应充分切除瘢痕及炎性组织，游离输尿管末端，与膀胱吻合，吻合后无张力、不狭窄、不扭曲，缝线无张力，血供良好。是否需要进行抗反流吻合需要根据膀胱输尿管吻合张力灵活决定，可以采用直接移植法、膀胱黏膜下隧道法、输尿管膀胱角吻合等手法，输尿管缺损较长的，可采用膀胱瓣输尿管下段成形术、行肠代输尿管或肾脏松解甚至自体肾移植。对于损伤造成的梗阻或感染，引起肾功能重度受损或丧失者，若对侧肾功能正常可施行患肾切除术。

1. **开放手术（直接移植法）适应证**　①输尿管阴道瘘。②输尿管口位于膀胱瘘孔边缘，修补手术不可避免损伤时，修补膀胱瘘的同时移植输尿管。③子宫破裂手术、子宫切除术、剖宫产手术及尿瘘修补手术时误伤输尿管。该手术在输尿管残端内侧的膀胱壁上做长约3cm的纵向切口，仅切开肌层，做黏膜下剥离，使有足够位置形成黏膜下输尿管隧道作为抗反流机制（图8-2）。

2. **腹腔镜手术（直接移植法）**　近来也有学者进行机器人辅助下输尿管再植术。游离出输尿管下端近输尿管狭窄处（图8-3），结扎出输尿管狭窄段远端，于狭窄段近端离断输尿管（图8-4），切开膀胱肌层，游离一段黏膜层后切开黏膜层（图8-5），4-0可吸收线行输尿管后壁与膀胱黏膜层吻合（图8-6），输尿管及膀胱内置入双J管（图8-7），3-0可吸收线行输尿管前壁与膀胱黏膜层吻合（图8-8）。

3. **膀胱黏膜下隧道法**　适应证同直接移植法，特别

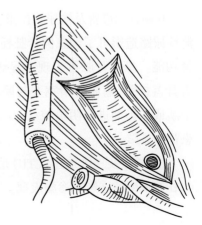

图8-2　输尿管残端直接移植法

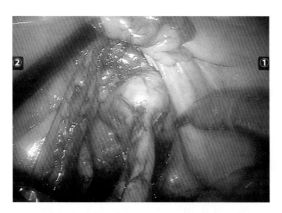

图 8-3　游离出输尿管下端近输尿管狭窄处

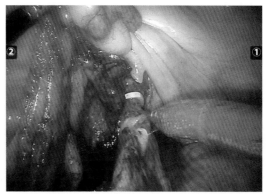

图 8-4　结扎出输尿管狭窄段远端,于狭窄段近端离断输尿管

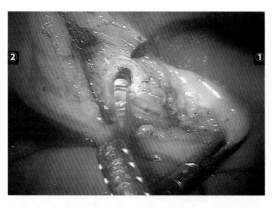

图 8-5　切开膀胱肌层,游离一段黏膜层后切开黏膜层

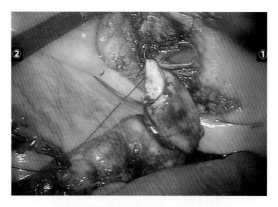

图 8-6　输尿管后壁与膀胱黏膜层吻合

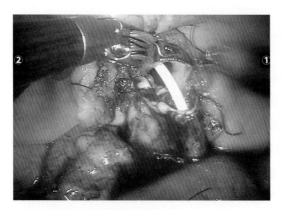

图 8-7　输尿管及膀胱内置入双 J 管

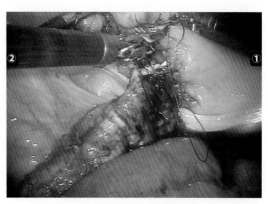

图 8-8　输尿管前壁与膀胱黏膜层吻合

适合于输尿管开口附近膀胱阴道瘘,经膀胱路径行修补术,需行输尿管再植者;输尿管瘘同时合并有膀胱阴道瘘者。

该手术特点为于患侧切开膀胱前壁,完成膀胱内瘘孔修补后,游离同侧膀胱底部至三角区附近,于同侧后外侧壁戳孔将输尿管引入膀胱内,用长弯血管钳从膀胱三角区外上方膀胱黏膜下斜形潜行分离长3~4cm黏膜下隧道作为抗反流机制(图8-9)。

4. 输尿管膀胱角吻合　该方法适用于输尿管阴道瘘位置较高,不宜行直接输尿管膀胱吻合者。在确定手术方案时,必须考虑下列两点:①输尿管经充分游离后,估计其缺损的长度,评估输尿管断端是否能抵达膀胱角;②膀胱壁的伸张能力是否良好,膀胱是否有足够容量。

手术时小心游离覆盖膀胱的腹膜,在膀胱前壁做一弧形切口,瓣的基底向着损伤侧。置两指于膀胱内将膀胱向上顶起,越过髂血管,形成膀胱角(图8-10)。在固定膀胱前,于膀胱角顶部做一肌层小切口,至此切口朝三角区方向做长3~4cm的黏膜下隧道,然后用1号丝线将膀胱角浆肌层固定在腰大肌尽可能高的位置,将输尿管近段带入膀胱角黏膜下隧道,作为抗反流机制。

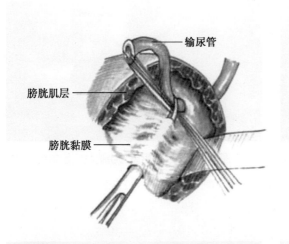

图8-9　输尿管残端膀胱黏膜下隧道移植法

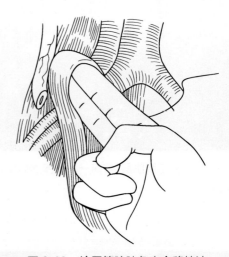

图8-10　输尿管膀胱角吻合移植法

5. 膀胱瓣输尿管下段成形术　该术式适应证同输尿管膀胱角吻合移植法。手术过程中游离膀胱顶部及底部,勿切断膀胱的血管蒂,以免影响膀胱瓣的血液供应。于膀胱壁切取一基底位于病变一侧的梯形瓣,瓣的长度一般为5~6cm,基底部宽4~5cm,顶边宽3~4cm。于膀胱壁鞘稍伸张的状态下取瓣,以丝线做好标记,并用直剪刀将膀胱壁整齐地剪开。用血管钳于膀胱瓣末端中部分出一黏膜下隧道,约3cm长。将输尿管及其内置的双J支架管经隧道拉入膀胱瓣,用5-0可吸收缝线将输尿管断端与膀胱黏膜创缘做间断缝合(图8-11)。

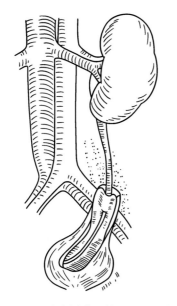

机器人辅助腹腔镜下左侧输尿管膀胱再植术

图 8-11 膀胱瓣输尿管下段成形术

第五节 手术时机的选择

输尿管阴道瘘的外科处理时机仍存在争论。主张延期手术者认为,早期由于尿外渗引起的组织充血、水肿等反应,输尿管修复能力差,应先进行尿液引流。待局部炎症控制,输尿管供血改善,修复能力提高再行手术,这样成功的机会提高。另外,延期手术可使部分患者瘘管自行愈合,避免再次手术。然而,输尿管损伤患者输尿管狭窄的发生率很高,延期手术可能因输尿管的狭窄、梗阻引起肾功能的损害,而局部炎症仍然不能控制,瘘管也不能自行愈合。而早期手术修复可减少患肾功能的损害,缩短患者治疗时间,节约费用,同时也减少因尿瘘给患者带来身体上的痛苦和精神上的痛苦,并且早期修复与延期手术修复的成功率相近,因此大多数医师推荐早期手术修复。对于不能耐受修复手术而放置输尿管支架管失败的患者,可先行经皮穿刺肾造瘘术,待一般情况改善后即行输尿管膀胱抗反流再植术,无须等待 3 个月后修复。

第六节 预　防

为避免输尿管损伤,需要术者熟悉盆腔及腹腔解剖,腔镜手术术者应具备熟练的腹腔镜操作技术,术中分离止血时尽可能避免大面积电凝,术中注意早期发现输尿管损伤并及时修补。

对于下列情况,术前行经尿道膀胱镜输尿管逆行插管,有利于术中辨认输尿管,避免损伤:①肿瘤浸润转移或严重感染造成盆腔器官广泛粘连;②宫颈及阔韧带肌瘤使输尿管移位;③阴道穹隆部肿瘤紧贴膀胱和输尿管。输尿管插管时间应选择在术前进行,术毕即予拔除。

(陈忠)

参考文献

［1］ 伍季,何林.腹腔镜子宫切除术后输尿管阴道瘘的原因及处理.中国微创外科杂志,2011,11(3):220-221.

［2］ 罗德毅,唐偲,孙毅,等.妇产科手术致输尿管阴道瘘的单中心临床处理.临床泌尿外科杂志,2016,31(12):1091-1073.

［3］ Patil S B,Guru N,Kundargi V S,et al. Posthysterectomy ureteric injuries:Presentation and outcome of management. Urology annals,2017,9(1):4-8.

［4］ Sharma S,Rizvi S J,Bethur S S,et al. Laparoscopic repair of urogenital fistulae:A single centre experience. Journal of minimal access surgery,2014,10(4):180-184.

［5］ Al Otaibi K,Barakat A E,El Darawany H,et al. Minimally invasive treatment of ureterovaginal fistula:A review and report of a new technique. Arab journal of urology,2012,10(4):414-417.

［6］ Randawa A,Khalid L. Diagnosis and management of ureterovaginal fistula in a resource-constrained setting:experience at a district hospital in northern Nigeria. The Libyan journal of medicine,2009,4(1):41-43.

第 九 章　女性盆腔脏器脱垂生理性生物力学重建术

第一节　概　述

生理性生物力学重建术设计理念:依据盆腔脏器脱垂(pelvic organ prolapse,POP)为多因素、复合性盆底应力性损伤的理论基础,以生育前正常盆底形态结构为修复目标,采用前盆网片修复肛提肌松弛及盆筋膜腱弓裂伤,同时修复膀胱膨出,阴道后壁修复采用缝合提肌板,重建阴道后穹窿,修复撕裂扩大的肛提肌生殖裂孔及尿生殖膈,修复会阴体,分层重建肛门外括约肌,恢复阴道轴向,缩窄阴道直径,延长阴道,提高阴道静水压,从而达到生理性修复目的。

第二节　手术指征

POP-Q Ⅲ度及以上,阴裂较宽者(图 9-1、图 9-2);或个别Ⅱ度自觉症状严重并强烈要求手术者。POP 并非致死性疾病,手术的选择更多要尊重患者的意愿。

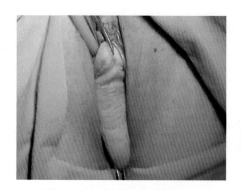

图 9-1　POP-Q Ⅲ度、阴裂宽大

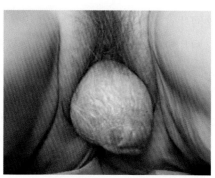

图 9-2　POP-Q Ⅳ度

第三节　手　术　方　式

目前 POP 的治疗仍以手术为主,术式种类繁多,包括悬吊类手术、破坏性手术(子宫切除、阴道封闭等),以及网片修复类手术。治疗方式选择应结合患者的年龄、性活跃程度、脱垂的部位及伴随症状等综合考虑,一般选择手术复发率低、并发症少且能提高生活质量的非破坏性手术方式。生理性生物力学重建符合现代 POP 手术的微创、生理性重建原则。

第四节　术　前　准　备

1. 告知患者　POP 的危害性,可供选择的治疗方式及各种治疗方式的利弊。

2. 征询患者及家属的意愿,对年老基础疾病较多,无法耐受手术的患者可以考虑子宫托等保守治疗方式。

3. 注意评估膀胱尿道功能,必要时应行尿流动力学检查。

4. 对可能出现的手术并发症(如出血、感染、膀胱直肠损伤、网片暴露、会阴部疼痛、排尿困难、压力性尿失禁等)要有充分的认识,并有能力对相应并发症进行处理。

5. 对于有阴道溃疡或阴道壁较薄的患者可以采用雌激素软膏涂抹阴道。

6. 应嘱咐患者术后坚持盆底训练,并告知患者术后阴道、会阴清洁的重要性。

第五节　手　术　步　骤

一、前盆网片置入

前盆网片置入为第二水平修复,即修复肛提肌及盆筋膜腱弓。

前盆网片穿刺点定位:由于皮纹移动度较大,不能以皮纹为解剖标志,应以骨性结构作为标志,为穿刺点定位,以耻骨降支为解剖标志,上支穿刺点为耻骨降支外上 0.5cm 处,下支穿刺点为耻骨降支外下 0.5cm 处(图 9-3)。

1. **水分离**　以 1∶1 000 肾上腺素 80~100ml 在阴道前壁黏膜下间隙做水垫,进行水分离。

2. **切开阴道前壁**　在阴道尿道下沟处做纵向切口至宫颈口前 2cm 处(图 9-4)。

3. **分离膀胱阴道间隙**　分别做浅、深支穿刺隧道分离,钝性分离阴道壁与膀胱壁及尿道间的间隙,隧道方向分别指向两侧耻骨降支上缘和坐骨结节,深度达耻骨降支内侧、背侧面,在耻骨降支近耻骨联合外及坐骨结节外 0.5cm 处做 0.3cm 切口。

4. **网片置入**　以示指插入分离的穿刺邃道至耻骨降支背侧,阴道穿刺针由外向内穿过并引导置入网片四角,注意观察尿液颜色,确认膀胱无损伤,将网片平铺于尿道下沟至子宫颈前 2cm 处(图 9-5)。

5. **固定网片**　以 2-0 可吸收线分别固定网片四角,固定处尽量靠近耻骨降支后方做阴道黏膜折叠,以 2-0 可吸收线锁边缝合阴道前壁切口,网片皮肤外四角暂不剪除(图 9-6)。

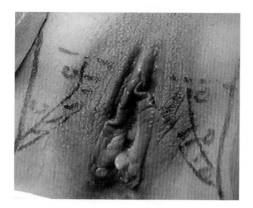

图 9-3　穿刺点定位

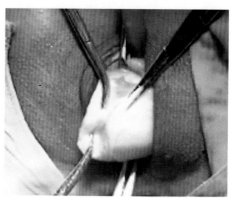

图 9-4　阴道前壁建立水垫并切开

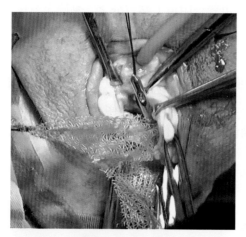

图 9-5　置入网片

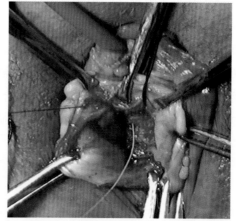

图 9-6　固定网片

二、后盆阴道后壁成型

后盆阴道后壁成型包括后穹隆成形,肛提肌修复,阴道生理折角恢复,尿生殖膈、肛门外扩约肌修复,即修复宫颈环下方筋膜、肛提肌生殖裂孔、尿生殖膈、会阴体和肛门外括约肌。

1. 以 1:1 000 肾上腺素从盆膈上平面打水垫至阴道外口,充分建立间隙(图 9-7)。

2. **设计皮瓣**　设计钻石样皮瓣,底边对应阴道外口处女膜缘处,最宽处为肛提肌平面,尖端尽量靠近子宫颈,以正常阴道形态为修复目标,使最终手术后阴道外口可以过三指,泌

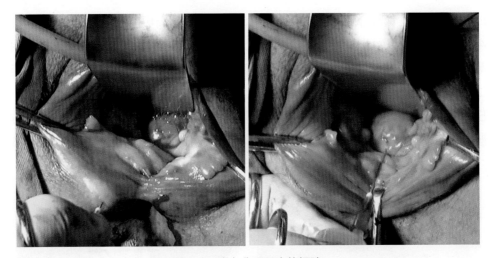

图 9-7　建立盆膈下水垫间隙

尿生殖裂孔处可以过两指(图 9-8)。

3. 修剪游离阴道皮瓣(图 9-9),终点至少到盆膈上 3cm、接近子宫颈处(图 9-10)。

4. 游离皮瓣两侧阴道直肠间隙至直肠阴道交界处,可见致密的纤维组织(提肌板)(图 9-11),以 2-0 鱼骨线从顶端缝合提肌板至肛提肌平面(图 9-12),缩窄泌尿生殖裂孔,使阴道上三分之二接近水平位,以 2-0 可吸收线连续锁边缝合阴道上端三分之二黏膜至盆膈(上提修复第一水平、修复第二水平)(图 9-13)。

5. 以 2-0 鱼骨线连续缝合阴道下方肛提肌,缩窄泌尿生殖裂孔(图 9-14)。

6. 向两侧剥离肛门外括约肌和会阴浅深横肌(图 9-15),以 2-0 鱼骨线分 2 层加固缝合会阴浅深横肌及肛门外括约肌(图 9-16);缝合阴道黏膜及会阴皮肤(图 9-17)。

7. 收紧前盆网片四角呈自然状态,检查确认直肠无损伤后,阴道内填塞碘伏纱条,术毕(图 9-18)。

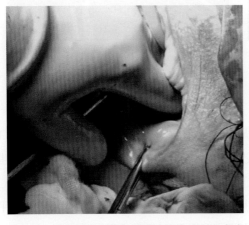

图 9-8　测量阴裂宽度及盆膈泌尿生殖裂孔宽度

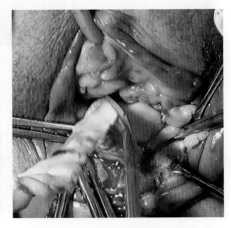

图 9-9　修剪游离阴道皮瓣

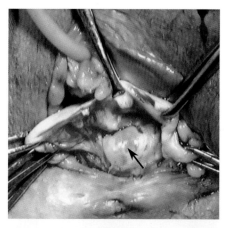

图 9-10 游离阴道直肠间隙至宫颈下 2cm 水平（箭示脂肪）

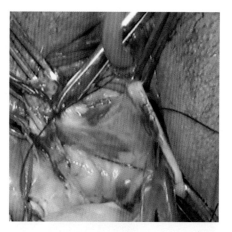

图 9-11 2-0 鱼骨线缝合提肛板

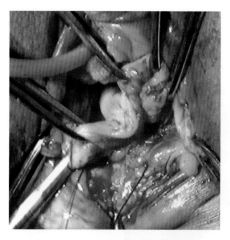

图 9-12 2-0 鱼骨线缝合肛提肌

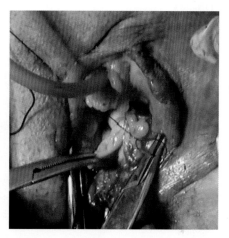

图 9-13 2-0 可吸收线缝合近端阴道黏膜，重建后穹

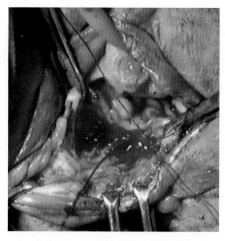

图 9-14 2-0 鱼骨线缝合会阴膜

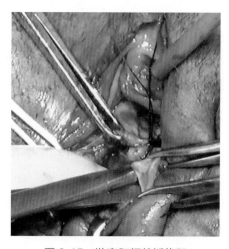

图 9-15 游离肛门外括约肌

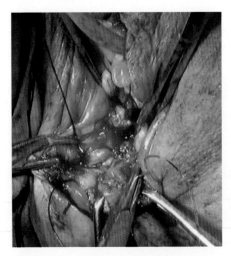

图 9-16　加固缝合会阴浅深横肌及肛门外括约肌

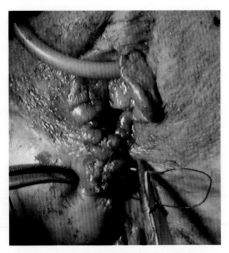

图 9-17　缝合阴道黏膜及会阴皮肤

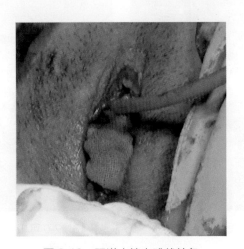

图 9-18　阴道内填充碘伏纱条

术后留置尿管 2 天,碘伏纱条于术后 24 小时取出,每天阴道内碘伏冲洗,持续 1 个月至阴道内切口愈合。1∶10 000 高锰酸钾坐浴 2 周,3 个月内禁止性生活,避免高腹压运动,保持大便湿润、通畅。

第六节　术后并发症及处理

经阴道 POP 生理性生物力学重建只要解剖结构清晰、手术操作流程规范,一般无难以处理的并发症,而且发生率相对较低。

1. 膀胱穿孔　膀胱穿孔主要发生在分离或穿刺过程中,多数原因是水垫不充分导致分离间隙错误,或是过多采用锐性分离,导致间隙丢失;此外就是穿刺针没有全程在手指引导下穿出。膀胱损伤主要表现为切口大量流出清亮液体,或是可以看到膀胱破口,检查导尿管可以看到淡血性尿液。处理方法:如果可以看到膀胱破口,可以用3-0可吸收线缝合,多层深埋。如果看不到破口,可以重新穿刺,膀胱镜检查,确认未穿入膀胱,正常完成手术操作。如果网片已经置入,应当明确是哪一支穿入膀胱,退出后重新置入。术后保留尿管10天;如果术后发现,可以考虑暂时不处理,3个月后钬激光切除暴露侵入膀胱的网片。膀胱镜并非前盆网片置入过程中必须检查内容。

2. **出血**　出血主要发生于前盆网片置入过程中,一般穿刺路径紧贴耻骨降支,不会有动脉性出血,静脉出血比较轻微,不影响正常手术,如果发生较大出血,不要盲目止血,可以用小纱布填入分离间隙压迫,正常关闭切口,严密缝合阴道黏膜即可。有穿破闭孔动脉的报道,一旦发生无法从阴道内止血,可以考虑迅速关闭切口并填压,介入栓塞进行治疗。后盆操作全程都是在直视下操作,只要操作仔细,一般不易发生,出血主要由于阴道黏膜缝合不严密,术中检查非常重要。

3. **阴道侧壁穿孔**　对于初学者来说,若分离穿刺间隙未达耻骨降支后方,则穿刺时易导致阴道侧壁穿孔,双下支穿刺时尤为常见,术中穿刺完毕后检查非常重要,如果发生穿孔需退出穿刺针,重新进行穿刺并用可吸收线缝合破口。

4. **直肠损伤**　直肠损伤较为罕见,主要原因是水垫不充分,没有紧贴阴道黏膜进行分离。如果发生,应当留置肛管,以大量三型碘伏冲洗直肠,分层深埋破口,正常完成手术操作,禁食、留置肛管5天。如果后期发生直肠阴道瘘,可以进行相应的修补手术。

5. **排尿困难**　术前诊断清楚,操作规范,较少发生。有的短期排尿困难多因阴道前壁水肿或是术前存在膀胱功能障碍。可以进行尿道扩张后,留置20~22F导尿管1周,绝大多数可以痊愈。阴道松解、网片切除,只有在反复扩张,留置导尿管无效后至少1个月后才考虑进行。

6. **术后尿失禁**　相较于其他POP手术,经阴道盆底生理性生物力学重建极少发生。尿失禁首先应当与膀胱过度活动症相鉴别,如果发生首先考虑膀胱功能训练,如果无效,并且确定为压力性尿失禁,可以考虑再行抗尿失禁手术治疗。

7. **术后性交困难**

一方面是阴道皮瓣设计不合理,造成阴道外口狭窄,或阴道壁瘢痕形成,导致阴道狭窄;另一方面是重建后泌尿生殖裂孔收缩太多,造成阴道的狭窄。

早期性生活疼痛处理方法有:术前了解患者性生活状态,充分了解阴道的正常形态,如果有性生活,合理设计阴道皮瓣,应适当保证术后阴道宽松,特别是阴道外口要保证3指轻松通过。术后3个月应当到医院复诊,了解有无瘢痕形成。手术后3个月可以恢复性生活,早期性生活疼痛应当向患者解释为正常疼痛,数次后即可缓解。如果术后阴道狭窄,首选扩张,极少需要二次手术行阴道成型。

8. **网片暴露**　网片暴露最为重要的原因是分离层次过浅,手术过程中,寻找正确层面尤为重要,其次是术前阴道黏膜过薄,溃疡形成,可以考虑术前使用雌激素软膏涂抹1周,增厚阴道黏膜。网片暴露的临床表现主要为阴道分泌物增加,性交时性伴侣刮蹭或疼痛。网片暴露的手术处理较为简单,尽量去除暴露的网片,没有必要全部取出网片,术后采用雌激素涂抹。

9. 切口感染　多为阴道后壁感染,切口裂开。术后常规口服抗生素1周,若感染发生,可以先进行换药,高锰酸钾坐浴,不必急于清创,1月后如果仍有倒刺线暴露,可以剪除暴露倒刺线。

10. 复发　生理性生物力学重建总体复发率较低,最为常见的"复发"为术前未诊断明确的子宫颈延长症(POP-Q分度C点到D点的距离>4cm),该类患者术后腹压增加时,仍然可以触及延长的子宫颈,针对该类患者任何悬吊类手术都难以治愈,最为恰当的手术方式为子宫颈截断。如果合并尿失禁可以同时完成抗尿失禁手术,如果合并Ⅲ、Ⅳ度POP,可以同期完成盆底三维重建。排除子宫颈延长症的复发,多见于后盆切口感染或是会阴体、肛门外括约肌未愈,导致无法维持盆底应力轴向,预防主要是手术过程中要把肛门外括约肌分离分层缝合,保证会阴体厚度,缝合线可采用半年吸收鱼骨线。如果复发,可以单纯完成阴道后壁修补重建。

11. 疼痛　会阴部疼痛是盆底三维重建最为常见的并发症,可以自然痊愈,建议手术后常规使用口服或经肛门止痛药,术后常规高锰酸钾温水坐浴,加速水肿消退和瘢痕愈合。大腿内侧疼痛原理与TOT、TVT-O导致的大腿疼痛一致,手术过程中穿刺点紧贴耻骨降支,尽量少地穿过大腿内侧肌群,可以避免类似的疼痛,少部分血肿引起的疼痛可以自然痊愈。

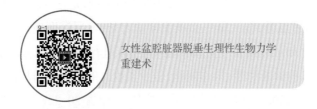

女性盆腔脏器脱垂生理性生物力学重建术

(申吉泓)

参考文献

[1] Maher C,Feiner B,Baessler K,et al. Surgery for women with anterior compartment prolapse. Cochrane Database Syst Rev,2016,11:CD004014.

[2] van der Ploeg J M,van der Steen A,Zwolsman S,et al. Prolapse surgery with or without incontinence procedure:a systematic review and meta-analysis. BJOG. 2018,125(3):289-297.

[3] Lee D,Zimmern P.Management of Pelvic Organ Prolapse After Radical Cystectomy. Curr Urol Rep,2019,20(11):71.

[4] Slade E,Daly C,Mavranezouli I,et al. Primary surgical management of anterior pelvic organ prolapse:a systematic review,network meta-analysis and cost-effectiveness analysis. BJOG,127(1):18-26.

[5] Mancuso E,Downey C,Doxford-Hook E,et al. The use of polymeric meshes for pelvic organ prolapse:Current concepts,challenges,and future perspectives. J Biomed Mater Res B Appl Biomater,2019,108(3):771-789.

[6] D'Angelo W,Dziki J,Badylak S F. The challenge of stress incontinence and pelvic organ prolapse:revisiting biologic mesh materials. Curr Opin Urol,2019,29(4):437-442.

第 十 章　肠道膀胱扩大术

第一节　概　述

膀胱扩大常用来重建保守治疗失败的膀胱功能障碍。1888 年 Tizzoni 和 Foggi 在动物实验中用肠道作为膀胱扩大术的材料,1898 年 Mickuliz 用于临床治疗。肠道膀胱扩大术首先截取一段肠管,所截取的肠管沿对系膜缘剖开,按"去管化"原则(即 Laplace's 定律)折叠缝合成"U""S"或"W"形的肠补片,将肠补片与剖开的膀胱吻合形成新的有足够容量的储尿囊,从而达到扩大膀胱容量、低压储尿、防止上尿路损害的目的。

肠管可以选择回肠、回盲肠、乙状结肠等,空肠因会造成严重代谢紊乱(低钠、高钙及酸中毒等)而禁忌使用。回肠与乙状结肠在扩大膀胱容量、增加膀胱顺应性方面的作用相似。乙状结肠解剖位置更接近膀胱,肠壁较厚且肠系膜血运丰富,可增加手术成功率且可保证新膀胱具有足够的容量完成间歇导尿。与使用回肠段进行扩大术相比,使用乙状结肠对肠道影响小(55% vs 6.3%),术后小肠梗阻发生率降低。

当合并膀胱输尿管反流时,是否需要同期行输尿管抗反流再植目前存在争议。有文献报道单纯行肠道膀胱扩大术,Ⅰ~Ⅲ级膀胱输尿管反流的改善率为 100%,Ⅳ级反流的改善率为 87.5%,Ⅴ级反流的改善率为 61.5%。低等级反流或 / 和高压反流的患者在单纯行肠道膀胱扩大术后,输尿管反流通常会自动消失。但也有文献推荐Ⅳ~Ⅴ高等级膀胱输尿管反流合并上尿路积水时应同期行输尿管抗反流再植。有鉴于此,推荐对于程度严重的膀胱输尿管反流(高等级反流或 / 和低压反流)在实施肠道膀胱扩大术时同期行输尿管抗反流再植术。合并严重括约肌功能不全的患者可选择配合膀胱颈悬吊术或人工尿道括约肌置入术。因尿道狭窄、肢体畸形、过度肥胖等原因术后无法经尿道间歇导尿的患者可选择同期行可控腹壁造口术。

第二节　手术适应证

膀胱扩大的目的是为膀胱提供低压、高容量的储尿环境,然而膀胱扩大不能改善患者排尿功能,而且患者术后自主排尿困难可能会加重。因而膀胱储尿功能障碍患者首选抗胆碱能药物治疗,对于保守治疗失败的患者,膀胱扩大是首选的治疗手段。一般来说,膀胱扩大对严重逼尿肌过度活动,膀胱顺应性差的患者效果较好。

1. 肠道膀胱扩大手术适应证

(1) 储尿期膀胱压力过高($>40cmH_2O$)、功能膀胱容量及膀胱顺应性下降(顺应性 $<10ml/cmH_2O$),伴或不伴上尿路扩张及功能受损。

(2) 膀胱挛缩(感染性或炎症引发,如结核性膀胱炎或者放射性膀胱炎引发的膀胱挛缩)。

(3) 治疗无效的严重间质性膀胱炎。

(4) 神经源性膀胱(包括严重逼尿肌过度活动,逼尿肌严重纤维化或膀胱挛缩、膀胱顺应性差)引发的严重尿失禁。

(5) 高级别和 / 或低压输尿管反流伴上尿路功能受损。

(6) 合并膀胱输尿管反流或壁段输尿管狭窄的患者。

(7) 由下尿路功能障碍导致的慢性肾衰竭($>1.5mg/dL$ $132.6\mu mol/L$)患者经过留置尿管后肌酐显著下降;最大程度避免上尿路受损,维持肾功能,为肾衰竭的后续处理做好下尿路准备。

2. 输尿管再植适应证

(1) 输尿管高级别反流($\geqslant$Ⅲ级)

(2) 输尿管低压反流

(3) 输尿管壁段梗阻 / 狭窄伴或不伴上尿路扩张$\geqslant$Ⅲ级

3. 输尿管整形(裁剪、缩短或缩窄)适应证

(1) 巨输尿管症

(2) 严重输尿管迂曲:壁段狭窄,纤维索带

(3) 输尿管缩窄

第三节　手术禁忌证

1. 合并克罗恩病或溃疡性结肠炎等肠道炎症性疾病。

2. 盆腔放疗后或腹部手术导致的严重腹腔粘连。

3. 乙状结肠憩室。

4. 慢性腹泻。

5. 有乙状结肠、直肠手术史。

6. 慢性肾衰竭,肾皮质变薄,血肌酐引流后下降不明显。

第四节　术前评估

1. **肾脏功能**　每一个接受肠道膀胱扩大的患者术前均应评估双侧肾脏功能,了解电解质、尿素氮以及肌酐情况。可使用 B 超、静脉尿路造影或泌尿系磁共振水成像、同位素肾图等检查了解上尿路形态及积水扩张程度、判断分侧肾功能。由于肠道黏膜可重吸收尿中的离子,对于肾脏功能受损的患者,可能由于重吸收引起代谢性酸中毒,因此这类患者行肠道膀胱扩大手术应谨慎。肾功能不全的患者接受肠道膀胱扩大术前应充分引流尿路以降低血肌酐水平,严重肾功能不全的患者应慎用该术式。

2. **上尿路情况**　患者在行肠道膀胱扩大术前应行静脉肾盂造影(IVP)或尿路核磁水成像(MRU)检查。对于上尿路积水扩张的患者,应该弄清积水是梗阻还是膀胱输尿管反流引起。部分长期输尿管扩张的患者,局部输尿管缺血及纤维化改变,其输尿管蠕动功能已经受损,在输尿管膀胱再植后,即使膀胱顺应性好,此类输尿管引流也较差。

3. **影像尿流动力学检查**　术前应常规行影像尿流动力学检查,评估患者膀胱的容量、稳定性、顺应性以及尿道括约肌和膀胱出口的功能,判断是否合并膀胱输尿管反流。

4. **自我间歇导尿**　神经源性膀胱患者行肠道膀胱扩大术后应规律间歇导尿;对于部分术前逼尿肌收缩力正常且神经支配完整的患者,如结核性挛缩膀胱患者行肠道膀胱扩大术后,可能完成自主排尿。术前应了解患者是否可以接受自我间歇导尿,并让患者掌握这一技术。否则即使手术成功,患者由于不接受间歇导尿或者不规律间歇导尿,都可能引起上尿路功能受损,尿路感染等。

5. **肠道功能评估**　术前评估肠道功能,必要时行肠镜检查排除结肠直肠疾病。

第五节　术前准备

1. **肠道准备**　术前三天开始肠道准备,进流质饮食,口服缓泻药物及抗生素;术前两天每晚清洁灌肠,术前一天及手术当天清晨清洁灌肠各一次。

2. **尿培养**　术前应常规行尿培养检查,对于尿培养阳性患者应给予抗生素治疗。

3. 膀胱镜检查 了解膀胱、尿道及输尿管口情况,排除原位癌的可能。

4. 术前留置胃肠减压 手术当天清晨留置胃肠减压管。

5. 结核患者应该抗结核治疗半年后进行膀胱扩大术。

第六节 回肠膀胱扩大术手术步骤

1. **体位及切口** 全麻或硬膜外麻醉,患者取平卧位,下腹正中切口,切口范围为脐至耻骨联合。

2. **暴露膀胱** 依次切开皮肤、皮下、腹白线、腹膜,充分暴露膀胱。

3. **切开膀胱** 沿正中矢状位切开使膀胱成"蚌状"膀胱瓣(图 10-1),切口前起膀胱颈上方 2cm 处,后至膀胱三角输尿管水平。

4. **截取肠段** 距离回盲瓣 15cm 的位置截取一段长 20~40cm 的回肠并离断截取的肠管两端的肠系膜,截取的肠管具体长度根据患者原膀胱容量及所需膀胱容量决定,同时要求截取肠段的肠系膜长度足够,以保证其能够无张力牵至膀胱位置(图 10-2)。

5. **重建肠管及肠系膜连续性** 使用缝线缝合或肠吻合器重建回肠连续性,并缝合关闭肠系膜缺口(图 10-3)。

6. **截取肠段的处理** 使用碘伏及生理盐水将截取的肠段冲洗干净后,沿系膜对侧肠壁切开肠管,根据截取的回肠长度及所要成形的膀胱大小将肠段折叠成 U 形、S 形或 W 形,并用 3-0 的可吸收缝线将边缘连续全层缝合(图 10-4)。

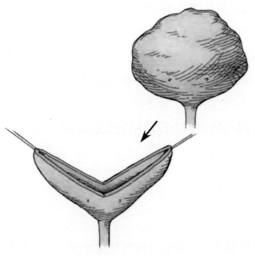

图 10-1 沿正中矢状位切开使膀胱成"蚌状"膀胱瓣

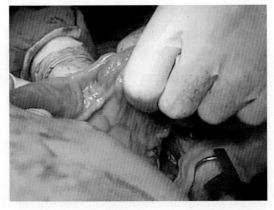

图 10-2 距离回盲瓣 15cm 的位置截取一段长 20~40cm 的回肠

—— 第三节　手术禁忌证 ——

1. 严重神经源性膀胱,膀胱壁过厚,膀胱容量严重下降的患者。
2. 膀胱有效容量过低(小于 150ml)。
3. 由于肢体活动性受限或认知功能障碍而不能够或不接受自家间歇性清洁导尿。

—— 第四节　手 术 步 骤 ——

1. **麻醉与体位**　全身麻醉,平卧位。
2. **切口**　下腹正中切口,切口范围为脐下 3cm 至耻骨联合。
3. **游离膀胱**　依次切开皮肤、皮下、腹白线、腹膜,游离膀胱前壁,与腹膜分离(图 11-1),充分暴露膀胱前壁、两侧壁和顶部(图 11-2)。
4. **修剪生物补片**　选取 7cm×10cm 的生物补片(图 11-3),四个角进行修剪(图 11-4)。根据以往经验,这一尺寸的生物补片,在一个月时可以良好愈合,并可以使膀胱容量增大 150ml 左右。
5. **切开膀胱顶部**　沿正中矢状位切开使膀胱成"蚌状"膀胱瓣(图 11-5),切开长度与补片大小一致(约 7cm),切口前起膀胱颈上方 2cm 处,后至膀胱顶部距膀胱三角区 2~3cm 处。然后留置膀胱造瘘管。
6. **生物补片与膀胱的缝合**　采用 3-0 可吸收线进行间断(或连续)缝合(图 11-6),缝合从膀胱后壁开始,最后缝合前壁;再用 3-0 的可吸收缝线间断加强缝合(图 11-7)。膀胱注水检测密闭性,以确保膀胱没有渗漏(图 11-8)。

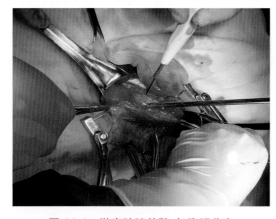

图 11-1　游离膀胱前壁,与腹膜分离

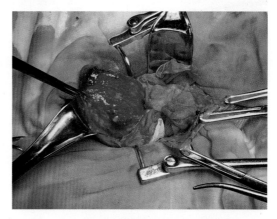

图 11-2　充分暴露膀胱前壁、两侧壁及顶部

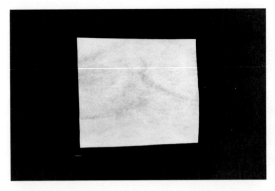

图 11-3 常规选择 7cm×10cm 的生物补片

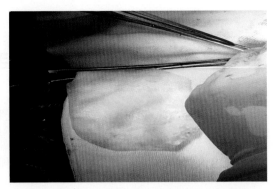

图 11-4 裁剪生物补片,剪去四角呈椭圆形

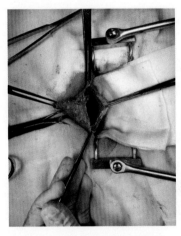

图 11-5 纵行切开膀胱顶壁

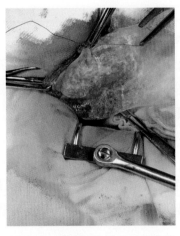

图 11-6 连续锁边缝合生物补片与膀胱壁全层

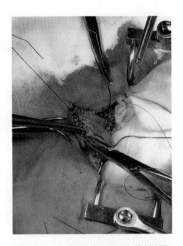

图 11-7 间断加强,防止渗漏

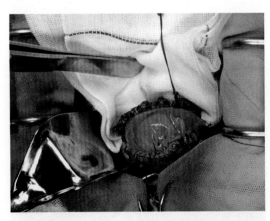

图 11-8 缝合完后膀胱灌注确定有无漏水

7. **关闭切口** 为有效地引流创面,促进缝合处伤口愈合,在完成缝合后,留置耻骨后引流管。彻底冲洗创面,依次关闭腹壁切口。

第五节　并发症及处理

1. **尿路感染**　为术后较常见并发症,但发生率很低,现有病例的发生率约5%。特别是对于术前存在尿路感染或术后需要长期间歇导尿的患者。对于有症状的细菌尿应积极抗感染治疗,无症状性细菌尿通常不需要治疗。

2. **膀胱穿孔**　为术后较严重的长期并发症,至今为止仅发生过1例,为尿管梗阻所导致。对可疑膀胱穿孔的患者,可行膀胱造影明确诊断,一旦确诊应立即手术治疗。

3. **其他**　包括吻合口渗漏、术后尿频等,一般保守或对症治疗均可恢复或改善。

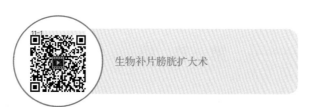

生物补片膀胱扩大术

(许克新　王起)

参考文献

［1］ Biers S M,Venn S N,Greenwell T J. The past,present and future of augmentation cystoplasty. BJU Int,2012,109(9):1280-1293.

［2］ Welk B,Herschorn S,Law C,et al. Population based assessment of enterocystoplasty complications in adults. J Urol,2012,188:464-469.

［3］ Schlomer B J,Saperston K,Baskin L. National trends in augmentation cystoplasty in the 2000s and factors associated with patient outcomes. J Urol,2013,190(4):1352-1357.

［4］ Lam V B O,Aharony S,Loutochin O,et al. Bladder tissue engineering:a literature review. Adv Drug Deliv Rev,2015,82-83:31-37.

［5］ Wang Y,Liao L. Histologic and functional outcomes of small intestine submucosa-regenerated bladder tissue. BMC Urol,2014,14:69.

［6］ Schaefer M,Kaiser A,Stehr M,et al. Bladder augmentation with small intesti-nal submucosa leads to unsatisfactory long-term results. J Pediatr Urol,2013,9:878-883.

［7］ Bodylak S F,Kropp B,McPherson T,et al. Small intestinal submucosa:a rapidly resorbed bioscaffold for augmentation cystoplasty in a dog model. Tissue Eng,1998,4:379-387.

［8］ Zhang F,Liao L. Tissue engineered cystoplasty augmentation for treatment of neurogenic bladder using small intestinal submucosa:an exploratory study. J Urol,2014,192(2):544-550.

［9］ Wang Y,Liao L. Histologic and functional outcomes of small intestine submucosa-regenerated bladder tissue. BMC Urol,2014,14:69.

［10］ Caione P,Boldrini R,Salerno A,et al. Bladder augmentation using acellular collagen biomatrix:a pilot experience in exstrophic patients. Pediatr Surg Int,2012,28:421-428.

第十二章　阴茎假体置入术

第一节　概　述

阴茎假体置入术是治疗重度勃起功能障碍的有效方法,近 40 年取得了很大进展。现今的阴茎假体置入术有可膨胀式和半硬式两种,患者更倾向于选择可膨胀式,因为它形成的勃起状态更自然;而且,可膨胀式的勃起硬度更佳。常用可膨胀式为三件套,包括柱状体、开关泵和储水囊。挤压开关泵使柱状体内充入液体而使其膨胀,从而形成假体(和阴茎)的勃起。假体置入手术常选用经阴囊切口,此切口暴露好,方便放置阴茎假体的开关泵。阴茎假体置入术的患者满意度为 92%~100%,配偶满意度达 91%~95%。

第二节　手术适应证及禁忌证

1. 手术适应证
(1) 器质性及功能性勃起功能障碍患者,经药物或及其他治疗无效。
(2) 不能接受或不能耐受已有治疗方法的勃起功能障碍患者。

2. 手术禁忌证
(1) 存在全身性疾病(糖尿病,心、肝、肺、肾等功能衰竭,全身出血性疾病,严重神经精神性疾病)。
(2) 皮肤或尿路感染。
(3) 存在阴茎严重畸形、阴茎发育不良、阴茎血管瘤。
(4) 未有效治疗的下尿路疾病,如良性前列腺增生症、尿道狭窄、神经源性膀胱等。

第三节 术前准备及术后处理

1. 患者及配偶同时参与术前咨询,充分了解假体置入术的优缺点。

2. 拟接受阴茎假体置入术的患者,术前手术区域要进行充分准备,以降低感染的风险;患者手术区域应无皮炎、伤口或其他表皮损伤。

3. 对于糖尿病患者,术前应严格控制血糖。

4. 术后 1 周服用镇痛药及抗生素。

5. 术后 4 周内禁止体力劳动。

6. 术后 6 周伤口完全愈合后,指导患者进行充液和放液训练,并尝试进行性生活。

第四节 手术步骤

1. **麻醉与体位** 脊椎麻醉或硬膜外麻醉,常规取双下肢外展平卧位。

2. **术野准备及切口** 术日备皮,碘伏搓揉阴囊、阴茎 10~15 分钟,然后再常规碘伏消毒,铺防水无菌单。留置 14F 尿管。取阴囊上方横向(或纵向)切口,长约 3cm(图 12-1)。

3. **游离** 依次切开皮下各层组织,用手进行钝性分离,充分分离左右阴茎海绵体(图 12-2)。

4. **测量阴茎海绵体长度** 游离清楚两侧阴茎球部阴茎海绵体后,2-0 可吸收线纵向缝合、牵引白膜,纵行切开白膜 2cm(图 12-3)。用剪刀游离后(图 12-4),不同周径的扩张器分别扩张两侧阴茎海绵体的远端(图 12-5)和近端(图 12-6),达龟头和阴茎脚。分别测量阴茎海绵体近端(图 12-7)和远端的长度(图 12-8)。

5. **置入阴茎假体** 由牵引线牵引,左右分别置入相应尺寸的阴茎假体(图 12-9),关闭白膜切口(图 12-10)。经左侧外环口向腹股沟管内后壁钝性分离,于耻骨后膀胱前间隙之间游离出一个间隙。排空储水囊内气体后,将其置入此间隙(图 12-11),注水 60~90ml。

6. **置入开关泵** 于右侧阴囊肉膜下游离出空间,将开关泵置于右侧阴囊内(图 12-12)。以导管将各部件连接妥当,确保管路中无气体进入(图 12-13)。

7. **关闭切口** 检测操控假体勃起、疲软正常后,抗生素盐水(万古霉素 + 庆大霉素)冲洗伤口后,以 3-0 可吸收缝线逐层关闭切口(图 12-14),无菌敷料加压包扎切口,托起阴囊(图 12-15)。术后 24 小时拔出尿管,术后 6 周激活阴茎假体开关泵。

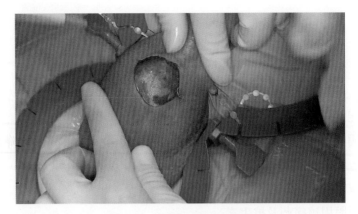

图 12-1　阴囊上方横向切口

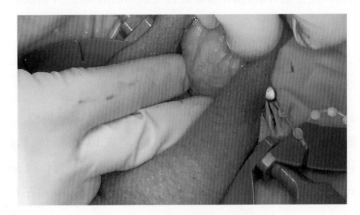

图 12-2　钝性游离海绵体周围组织

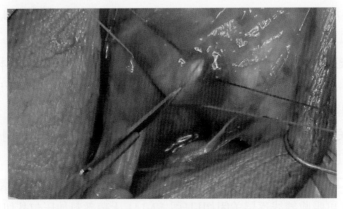

图 12-3　纵行切开阴茎海绵体

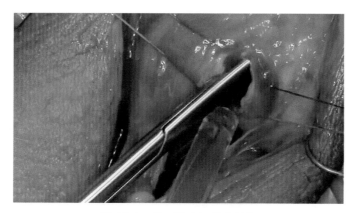

图 12-4　剪刀游离阴茎海绵体

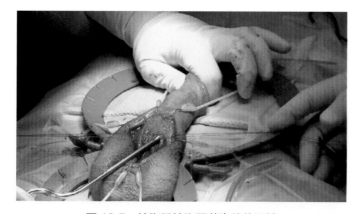

图 12-5　扩张器扩张阴茎海绵体远端

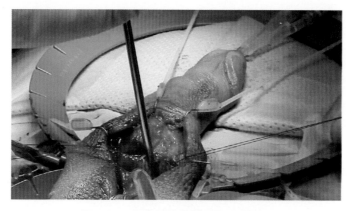

图 12-6　扩张器扩张阴茎海绵体近端

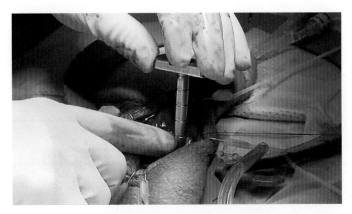

图 12-7　测量阴茎海绵体近端的长度

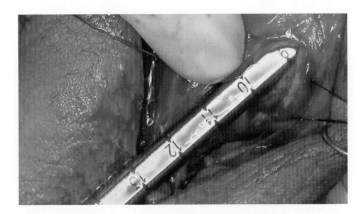

图 12-8　测量阴茎海绵体远端的长度

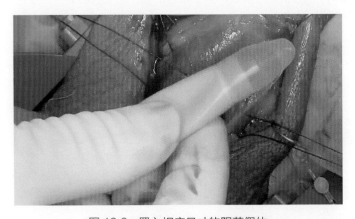

图 12-9　置入相应尺寸的阴茎假体

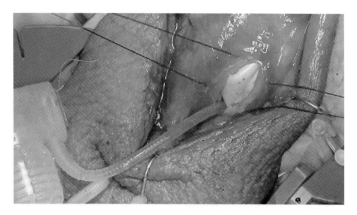

图 12-10　关闭白膜切口

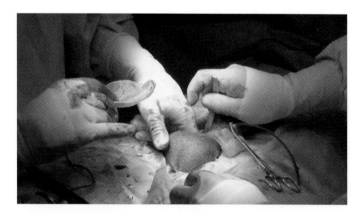

图 12-11　排空气体后,置入储水囊

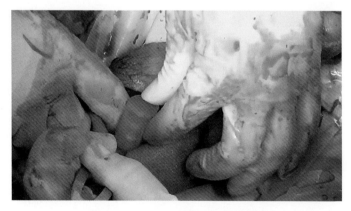

图 12-12　开关泵置于右侧阴囊内

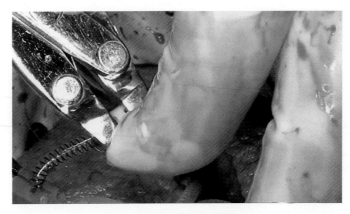

图 12-13　各部件连接妥当

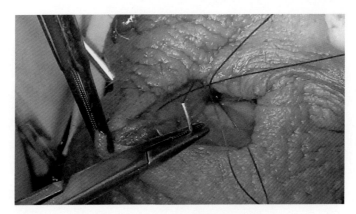

图 12-14　3-0 可吸收缝线逐层关闭切口

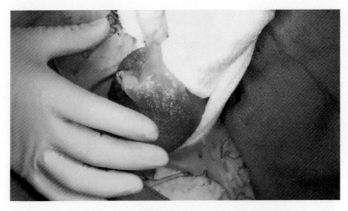

图 12-15　无菌敷料加压包扎切口,托起阴囊

第五节　手术并发症及处理

阴茎假体置入术的并发症包括感染、侵蚀、机械故障、勃起弯曲短缩等,其中最主要的两种并发症为感染和机械故障。

1. **感染**　对于任何需要置入异物的手术,感染都是最棘手的并发症。近十年来,随着手术技巧的提高和更有针对性抗生素的使用,假体置入术的感染率降为 2%~3%;如果采用具有抗生素涂层的阴茎假体,感染的风险可以进一步降低到 1%~2%。导致感染的危险因素包括二次手术、糖尿病、海绵体纤维化等。病原体通常为皮肤来源的革兰氏阳性的细菌,如金黄色葡萄球菌和表皮葡萄球菌。术后伤口出现疼痛、红肿、发热、硬结或波动感,感染早期最先出现的症状是阴囊疼痛。因为对抗生素的治疗不敏感,所以假体一旦感染往往需要全部取出,待感染完全控制后半年,再次手术置入。近年来有报道,感染后经局部彻底清创并即刻置换假体,可以避免阴茎海绵体萎缩变短。作者曾处理过 1 例患者,经局部彻底清创后,将假体彻底消毒再重新置入而痊愈。对感染的患者,建议在选用抗生素时应覆盖革兰氏阳性及阴性菌,同时应覆盖耐甲氧西林的葡萄球菌属。

2. **机械故障**　现今 5 年机械故障发生率 <5%。出现机械故障,一般建议对整套假体进行更换。

3. **侵蚀**　指假体由海绵体或尿道远端穿出。阴茎假体术后尿道侵蚀的发生率为 1%~5%,表现为疼痛和局部不适,可触到突出的假体。尿道内侵蚀表现为排尿困难或尿管插入困难,尿道血性或脓性分泌物。处理原则是取出假体,个别可以采用海绵体修复。

4. **阴茎头弯曲**　主要是由假体长度不够或远端扩张不全引起,也可由对阴茎头支持不足引起。可以通过两侧阴茎头与海绵体白膜间做卷曲缝合来矫正。

(许克新　张国喜　杰勒德·亨利　田龙)

阴茎假体置入术

参考文献

[1] Carvajal A,Benavides J,García-Perdomo H A,et al. Risk factors associated with penile prosthesis infection: systematic review and meta-analysis. Int J Impot Res,2020(32):587-597.

［2］　Gross M S,Phillips E A,Carrasquillo R J,et al. Multicenter Investigation of the Micro-Organisms Involved in Penile Prosthesis Infection:An Analysis of the Efficacy of the AUA and EAU Guidelines for Penile Prosthesis Prophylaxis. J Sex Med,2017,14(3):455-463.

［3］　Pryor M B,Carrion R,Wang R,et al. Patient satisfaction and penile morphology changes with postoperative penile rehabilitation 2 years after Coloplast Titan prosthesis. Asian J Androl,2016,18(5):754-758.

［4］　Henry G D,Mahle P,Caso J,et al. Surgical Techniques in Penoscrotal Implantation of an Inflatable Penile Prosthesis:A Guide to Increasing Patient Satisfaction and Surgeon Ease. Sex Med Rev,2015,3(1):36-47.

［5］　Henry G D,Wilson S K. Updates in inflatable penile prostheses. Urol Clin North Am,2007,34(4):535-547.

［6］　Henry G D,Kansal N S,Callaway M,et al. Centers of excellence concept and penile prostheses:an outcome analysis. J Urol,2009,181(3):1264-1268.

［7］　Henry G D. Historical review of penile prosthesis design and surgical techniques:part 1 of a three-part review series on penile prosthetic surgery. J Sex Med,2009,6(3):675-681.

［8］　Henry G D,Laborde E. A review of surgical techniques for impending distal erosion and intraoperative penile implant complications:part 2 of a three-part review series on penile prosthetic surgery. J Sex Med,2012,9(3):927-936.

［9］　Simon R,Hakky T S,Henry G,et al. Tips and tricks of inflatable penile prosthesis reservoir placement:a case presentation and discussion. J Sex Med,2014,11(5):1325-1333.

［10］　Hakky T S,Wang R,Henry G D. The evolution of the inflatable penile prosthetic device and surgical innovations with anatomical considerations. Curr Urol Rep,2014,15(6):410.

［11］　Henry G D,Mahle P,Caso J,et al. Surgical Techniques in Penoscrotal Implantation of an Inflatable Penile Prosthesis:A Guide to Increasing Patient Satisfaction and Surgeon Ease. Sex Med Rev,2015,3(1):36-47.

第十三章　经尿道前列腺电切术

第一节　概　　述

良性前列腺增生（benign prostatic hyperplasia，BPH）是引起中老年男性排尿障碍原因中最常见的一种良性疾病，其发病率随着老年男性年龄的增长而增加。经尿道前列腺电切术（transurethral resection of prostate，TURP）为临床常用的手术方式，一度成为前列腺微创手术的"金标准"，虽然近年来各种激光设备在前列腺增生症手术中应用逐渐增多，但 TURP 仍在前列腺的经尿道手术中占有重要地位。

20 世纪 20~30 年代，TURP 最早在美国用于治疗前列腺增生。1932 年，McCarthy 将白炽灯、膀胱镜、钨丝环、可产生高频电流的真空电极管等整合起来，发展出了可直视下进行腔内组织切除的系统。20 世纪 70 年代，随着光纤照明系统以及霍普金斯柱状透镜广角系统的发展，腔内微创手术获得了极大程度的改善，TURP 逐渐被全世界所接受、推广。有资料显示，仅 1986 年，美国选择手术治疗良性前列腺增生的患者中，96% 接受了 TURP 治疗，统计的医保患者人数达 35 万。虽然 TURP 至今仍不算是一种完美的手术方式，并有一定的并发症发生率，但与当时广泛开展的开放手术相比，其更加微创，在并发症、病死率、住院时间等方面均优于开放手术，有效性和安全性已被广泛接受，因此被认为是手术治疗前列腺增生症的"金标准"。自 20 世纪 90 年代以来，经尿道前列腺电汽化术（TUVP）是继 TURP 后在临床上比较成熟且广泛开展的手术之一。

但传统的 TURP 拥有自身的局限性，例如其为单极系统（monopolar TURP，M-TURP），采用的冲洗液不能用生理盐水，只能采用甘露醇、山梨醇、葡萄糖、无菌蒸馏水等非电解质液体，约有 2% 患者发生经尿道电切综合征（TURS）。

1998 年，局部电流控制回路系统应用于经尿道前列腺切除手术。这种手术方式在 M-TURP 基础上发展而来，使用双极电切系统（bipolar TURP，B-TURP），因而又称为经尿道前列腺等离子体双极电切术(transurethral plasmakinetic resection of prostate,TUPKP),其优点是可以采用生理盐水作为冲洗液,使经尿道电切综合征的发生率更低,增加了手术安全性,2001年该术式引入我国并在临床上迅速应用。也有学者认为等离子体双极电切系统是第三代的泌尿外科电切系统,与传统的 M-TURP 及 TUVP 相比,等离子双极电切除组织快,止血效果卓越,出血少,视野清晰,初学者容易掌握,拓宽了 TURP 的手术指征。

第二节　手 术 原 理

1. **单极经尿道前列腺电切术(M-TURP)**　传统 TURP 属于单极高频电切,经尿道前列腺电切术的电切功率与电凝功率分别设定为 150W、100W,选用普通的袢式电极,利用电流的热效应,当电极经过前列腺组织时,电极接触的组织瞬间高温汽化,达到切割效应;止血过程也依赖于电流经过电极产生的热效应穿透凝固组织。

M-TURP 具有手术创伤小、临床疗效确切等特点,临床上应用较为普遍,但存在一定的局限性:①由于工作电极与回路电极是分开的,电流不得不从患者的身体经过,术中灌洗液需要应用非电解质液体,如 5% 葡萄糖、蒸馏水、甘露醇等,术中患者对水的吸收难以避免,因此发生低钠性水中毒的危险性加大,手术时间持续过长易发生 TURS。②手术过程中由于电极周围组织细胞瞬间被高温汽化,大部分热能耗散在水蒸气里,电流对邻近组织的电干燥作用极微,因此在切割的同时仅能凝固一层薄膜,一般为 0.1~0.3mm,不能完全封闭血管,止血效果差。③术中电切的温度较高,可达 300~400℃,手术操作中可能对周围组织的创伤较大,术后容易诱发膀胱尿道刺激征等并发症,不利于患者生活质量的提高。温度较高的电切手术,组织的焦痂现象时有发生,前列腺组织的外科包膜易损伤,继发性出血并发症频发,热穿透伤还有可能损伤尿道外括约肌,导致术后压力性尿失禁,甚至真性尿失禁的发生。

2. **经尿道前列腺汽化术(TUVP)**　TUVP 最早于 1972 年由 Mebust 等报道使用,在 20世纪 90 年代后,将其与电切镜相结合,并发明滚轴状及宽而厚的铲式汽化电极,才得以广泛应用。TUVP 也属于单极系统的 TURP,亦采用非电解质介质,电切功率设定在 180~220W,电凝功率设定在 90W,它的工作原理是通过高功率的电流产生的热能使前列腺汽化而达到切割目的。这种术式采用特定的铲式电极,相对袢式电极,铲式电极为更粗的汽化切割圈,其特殊性在于高能量的高频电流使前列腺组织水分迅速蒸发,在腺体表面形成 3~4mm 的汽化层和 1~3mm 的凝固层,使腺体的大部分血管凝固,出血减少,手术效率更高。在手术操作过程中,汽化电极的移动应慢,通常每秒 0.5~1.0cm,并适当向组织施压,以增加电极与组织的接触时间和面积。

但高功率产生的电热能也有一定的弊端,仍有发生经尿道电切综合征的可能,温度过高会造成切面组织出现焦痂,无法清晰地观察组织结构,极易损伤前列腺外科包膜,而且焦痂脱落后极易导致继发性出血。TUVP 术后患者表现为术后尿频、尿急等尿路刺激症状较 M-TURP 重,排尿困难、尿路感染以及尿道狭窄等并发症发生也比 M-TURP 高。

3. 双极经尿道前列腺电切术(TUPKP) TUPKP 使用双极电切系统,两个电极均位于电切环内,由工作电极与回路电极之间生成电流回路,由电极向外释放射频能量,并电离生理盐水等周围导体介质,进而产生等离子束,可断裂靶组织内有机分子,进而促使靶组织破碎并最终汽化,快速破坏前列腺组织结构以达到切割切除目的。TUPKP 具有较多优点:①可同时进行切割和汽化,形成凝固层较 M-TURP 厚,可起到快速止血效果。且其离子束能量相对集中,可实现精细切割,手术创面光滑平整,保证了术中视野的清晰度,节约手术时间。②可低温切割(仅 40~70℃),不粘刀,热穿透力不深,仅 0.5~1.0mm,可减轻术后膀胱刺激征;能有效防止闭孔神经反射,大大减少包膜外勃起神经损伤,减少术后勃起功能障碍发生。③术中以生理盐水为介质形成局部回路,可避免手术时间较长引起的稀释性低钠血症,降低了电切综合征的发生率,并可延长手术时间。④采用双极回路原理,无需使用负极板,工作电流不经过机体,对人体电生理影响微小,发生闭孔神经反射概率小,手术安全性好。⑤独特包膜保护切割设计,在提高前列腺增生组织切割的同时保证手术的可靠性。⑥手术采用低温切割,组织蒸发较少,这有助于术后进行的病理检查早期发现前列腺偶发癌。

第三节 手术适应证

具有中 - 重度下尿路症状(LUTS)并已明显影响生活质量的 BPH 患者可选择手术及微创治疗,尤其是药物治疗效果不佳或拒绝接受药物治疗的患者。

当 BPH 导致以下并发症时,可以采取 TURP 手术:①反复尿潴留(至少在一次拔管后不能排尿或两次尿潴留);②反复血尿,药物治疗无效;③反复泌尿系统感染;④膀胱结石;⑤继发性上尿路积水(伴或不伴肾功能损害)。

BPH 患者合并腹股沟疝、严重的痔疮或脱肛,临床判断不解除下尿路梗阻难以达到治疗效果者,应当考虑手术和微创治疗。

残余尿量的测定对 BPH 所致下尿路梗阻程度具有一定的参考价值,但因其重复测量的不稳定性、个体间的差异以及不能鉴别下尿路梗阻和膀胱收缩无力等因素,目前认为不能作为手术指征。但如果残余尿明显增多以致充溢性尿失禁的 BPH 患者应当考虑手术和微创治疗。

前列腺 B 超或膀胱镜检查提示前列腺中叶增生,并明显凸向膀胱的患者,保守治疗疗效多不好,宜早进行手术治疗。

TURP 是有创手术,术前应进行直肠指检及前列腺 B 超检查,了解前列腺大小。有条件的单位,最好能在每例患者手术前,给患者进行尿流动力学检查,并行前列腺癌的排查。

第四节 手术禁忌证

相对开放性前列腺手术,TURP手术是一个相对微创的手术,但手术对象多为老年男性,患者的合并症多,对手术耐受性差,因此,对每例手术都必须认真对待。

TURP属择期手术,禁忌证多是相对的,经过充分术前准备,在合适的条件下可以再做TURP术,但一般有下列全身性、局部性病变时不宜行TURP术:

全身性疾病包括①心脑血管病:严重的高血压、急性心肌梗死、未能控制的心力衰竭、严重的不能纠正的心律失常、近期脑血管意外偏瘫者;②呼吸系统疾病:严重的支气管哮喘、严重的慢性阻塞性肺疾病合并肺部感染、肺功能显著减退者;③严重的肝肾功能异常,但若是BPH并发慢性尿潴留导致的肾功能不全,在进行一段时间引流后,肾功能明显改善者,可以进行手术;④全身出血性疾病,服用干扰凝血功能的药物或凝血功能异常者;⑤严重的糖尿病,血糖未控制者;⑥精神障碍如老年痴呆不能配合治疗者;⑦装有心脏起搏器的患者,如果要做TURP,术前请心脏科医师会诊,术中心电监护,并做体外起搏器准备,以防止意外。

局部性疾病包括①尿道狭窄,经尿道扩张后电切镜仍不能通过狭窄段尿道;②急性泌尿生殖系感染期;③合并体积较大,多发或呈浸润性生长的膀胱肿瘤,不宜与TURP同时进行处理,应先治疗膀胱肿瘤;④髋关节强直,不能采取截石位或巨大不可复性疝,影响手术操作者。

对于前列腺的体积,欧洲的相关指南性文件建议前列腺体积大于80ml者不进行TURP手术。中华医学会泌尿外科学分会发布的《中国泌尿外科疾病诊断与治疗指南》也建议TURP主要适用于治疗前列腺体积在80ml以下的BPH患者,但技术熟练的术者可适当放宽对前列腺体积的限制。临床实际工作中,对于前列腺体积的把握还需要结合术者的经验、术中是否进行同步膀胱造瘘、采用的哪一种形式TURP设备等因素综合考虑。

对于有明确排尿困难症状的神经源性膀胱合并前列腺体积增大的老年男性患者,是否接受TURP手术,还需结合原始神经系统疾病、患者的意愿、尿流动力学检查结果等综合考虑。对于术前尿流动力学检查提示膀胱逼尿肌收缩无力或收缩力明显减弱,同时伴有排尿困难、残余尿量明显增多的患者,若直肠指诊肛门括约肌肌力和活动度尚可,可以在与患者及家属充分沟通的前提下,进行TURP手术,术后患者可以用腹压排尿,或配合使用自我间歇性导尿治疗。

有梗阻症状的非手术性前列腺癌患者,在积极内分泌治疗的基础上,也可考虑行TURP改善患者的下尿路梗阻症状,但这个指征还有一定争议,不能取代前列腺癌的规范治疗。

第五节 手 术 步 骤

1. 手术体位 经尿道的前列腺手术只能取截石位。

2. 麻醉 可以采取气管插管全身麻醉,估计手术时间较短者,也可以采用喉罩插管全身麻醉。也可以使用连续硬膜外麻醉、脊椎麻醉或腰硬联合麻醉。

3. 手术步骤 无论是传统的 M-TURP 术,还是 TVRP 或 TUPKP 术,手术的步骤和方法基本一致,本章以 TUPKP 为例,介绍 TURP 手术方法。

(1)置入电切镜,将带有闭孔器的切除镜鞘涂抹上润滑剂,插入尿道后缓慢推进。如尿道外口或前尿道狭窄,可用 Otis 刀切开尿道。放置至尿道膜部如果受阻,可先用 20~26F 尿道探条扩张后再进镜,或改为直视下进境。操作过程中不要使用暴力,以免造成尿道假道、穿孔,甚至损伤直肠。

(2)观察膀胱和后尿道,有序地检查膀胱和后尿道。注意膀胱有无小梁、憩室,有无肿瘤,膀胱颈后唇有无抬高。前列腺中叶有无凸入膀胱,如有中叶明显增生,应特别注意三角区、双侧输尿管口与增生腺体的关系,防止电切时损伤上述部位(图 13-1)。

将电切镜后撤,观察前列腺增生的大小、中叶及两侧叶形态和增生程度。继续后撤电切镜,注意精阜与膀胱颈的距离,仔细辨别外括约肌(将电切镜退至尿道球部,将切除镜鞘向前轻推一下,可见外括约肌收缩)(图 13-2)。

(3)切割前列腺组织手术:前列腺三叶增生,中叶增生明显时,先切除增生的中叶,使冲洗液的出入通道畅通和电切镜前后活动便利。如果是两侧叶增生明显,一般在膀胱颈 5 点、7 点位置开始切割。若前列腺腺体比较大,前列腺部尿道纵径比较长,可以将腺体分区分段切割。

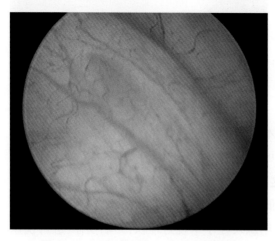

图 13-1 观察输尿管口、膀胱颈及尿道

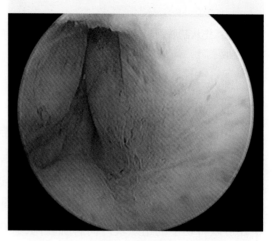

图 13-2 观察前列腺、精阜及外括约肌

具体步骤为:首先从膀胱颈部位开始切割增生的中叶组织,这样切下的组织块可以顺利推入膀胱,也方便冲洗液的出入通道畅通和电切镜前后活动便利(图 13-3)。电切环完全伸出的长度大约是 2cm,先以膀胱颈为起点,完全伸出电切环,固定电切镜,顺次逐块切除增生的中叶组织直至前列腺包膜,再退回镜鞘,分段切除精阜前方前列腺组织,完全切除中叶。手术野彻底止血后,再依此同样的分段方法,分区域分别切除前列腺左侧叶、右侧叶,可以暂保留前列腺尖部的腺体,两边在前列腺前叶 12 点处会合。

手术操作熟练及了解前列腺解剖关系,可明显缩短时间,手术过程中,可以反复退回镜鞘,观察手术野与精阜关系,以防手术野超过精阜。一般刚开始切割可行满环切割前列腺组织,待切割到一定程度后切割不宜过深,这样可明显缩短手术时间。切除大部分增生的腺体后,残留前列腺腺体越少,切割创面越平整,视野会更清晰,止血更方便及彻底。最后进行手术创面止血,在手术视野清晰的情况下,采用小块、浅切的方法修整切除前列腺尖部组织,此处止血采用点击法,避免长时间电凝损伤外括约肌。

手术结束后用冲洗球吸出切割的前列腺组织碎片,将碎片保存送至病理检查(图 13-4)。

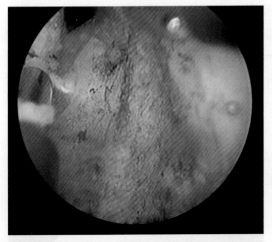

图 13-3 先从膀胱颈部位开始切割增生的中叶,再过渡到两侧叶

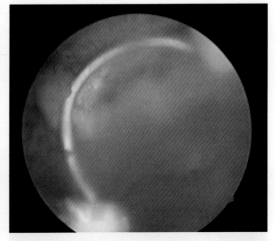

图 13-4 彻底止血后,用冲洗球吸出前列腺组织碎片

(4) 术中注意事项

1) 膀胱造瘘:TURP 有低压和高压两种手术方式。低压 TURP 在手术开始前,多经耻骨上行膀胱穿刺造瘘,建立 14~16F 的出水通道,可以使用单通道的电切镜鞘,术中冲洗液经电切镜鞘入,经膀胱造瘘管出,形成循环回路。这种情况下,可以保证膀胱内冲洗液快速流出,不在膀胱内蓄积,膀胱及手术创面内保持相对低压状态,不仅可保证术野清晰、及时止血,术中还可以将切下的组织块冲向膀胱腔内,避免组织块在手术视野堆积,影响操作,进行快速组织切割,并显著减少冲洗液被吸收,防止出现 TURS。对于体积较大的前列腺,或电切技

第十四章 经尿道前列腺剜除术

第一节 概 述

前列腺手术经历了开放性摘除术(机械时代)、经尿道前列腺电切术(电化学时代)及经尿道前列腺激光汽化/剜除术(激光时代)的发展历程。前列腺剜除术中英文"enucleate"的含义为剜出、摘除,意为按照解剖层面进行手术,沿外科包膜钝性剥离增生腺体,理论上可以摘除所有增生的腺体,而保留完整的外科包膜。传统的开放性经耻骨上、经耻骨后及经会阴的前列腺摘除术都属于这种类型。比较常用的经膀胱耻骨上前列腺摘除术(图 14-1),摘除腺体过程中需靠医生手指盲视下抠出腺体,腺体取出后狭小的腺窝止血困难,往往手术创伤大,出血多,前列腺尖部尿道外括约肌损伤导致尿失禁的概率也比较大。在国内外的一些指

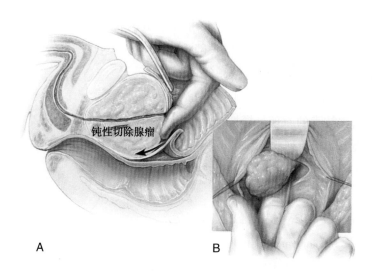

图 14-1 经膀胱耻骨上前列腺摘除术

南性文件中,超过一定体积(如 80ml)的前列腺仍可以采取这种方法,但国内绝大多数单位已经采用经尿道前列腺电切术(TURP)取代了这种术式。

TURP 手术受前列腺大小的制约,术后不可避免残留部分腺体,以及其特有的出血、前列腺电切综合征等严重并发症迫使人们寻找既能达到开放性手术的治疗效果,又能微创性手术的新方式。经尿道前列腺剜除术(transurethral enucleation of prostate,TUEP)应运而生,达到了腺体摘除完全及微创完美的结合。

第二节　发 展 简 史

经尿道前列腺剜除术是近年来快速发展的一种新的前列腺增生腺体摘除手术方式,这种手术使用各种不同能量平台,达到如同开放手术一般,经尿道直视下按照解剖层面,沿外科包膜钝性结合锐性剥离增生腺体,分叶或整体推入膀胱内,用组织粉碎器粉碎后吸出,也可以在剜除大部分层面后,更换电切环对增生的腺体进行收割性快速切割,最后用埃里克(Ellick)球吸出切除的组织块。

TUEP 手术创面基本被外科包膜所代替,而外科包膜由于长期增生腺体组织的压迫,被纤维结缔组织和腺上皮代替,因此术中创面出血较少,创面修复速度较快,可以进一步缩短导尿管留置时间,术后患者恢复较快。TUEP 术中在逆推剥离前列腺组织时,可从源头彻底精确止血,避免多次电凝止血对周围组织的热损伤。且残留的组织较少,新形成的尿道内腔表面更加光滑、管径更大,尿道狭窄发生率相对较低。有研究表明,TUEP 手术时间、导尿管保留时间及出血、感染等并发症发生率均低于 TURP,且术后尿道狭窄发生率也低。

最初推出的 TUEP 采用钬激光手术。得益于组织粉碎器的发明,在钬激光前列腺汽化消融术和钬激光前列腺切除术基础上,Fraundorfer 和 Gilling 于 1998 年提出钬激光前列腺剜除术(holmium laser enucleation of the prostate,HoLEP)(图 14-2),该技术的原理是模拟开放前列腺摘除术,利用钬激光沿前列腺外科包膜将腺体剜除推入膀胱,然后再联合粉碎器将膀胱内腺体粉碎吸出体外。

国内学者刘春晓于 2002 年提出经尿道双极等离子前列腺剜切术(bipolar transurethral enucleation and resection of the prostate,TUERP;或 transurethral plasmakinetic enucleation of prostate,TUPKEP),术中

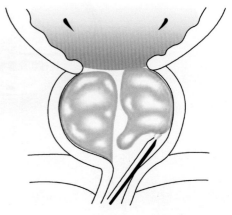

图 14-2　经尿道钬激光前列腺剜除术

采用双极等离子设备进行前列腺剜除术,将电切镜的镜鞘当成手指,结合双极优良止血的特点,直视下沿前列腺外科包膜将增生的腺体逐渐剥离下来,然后再分块切除后取出,也可以采用这种方法将剜除前列腺推入膀胱后再用组织粉碎器粉碎后取出。经过多年临床应用,这种术式已经在临床上广为推广,得到国内外同行的认可,取得良好的手术效果。大量实践证明 TUEP 更为优越,是 TURP 的创新性发展。

夏术阶等根据铥激光的特点设计出铥激光前列腺汽化切除术(thulium laser vaporesection of the prostate,ThuVaRP),于 2005 年首先报道了铥激光前列腺"剥橘"式切除术,并报道了其安全性及有效性。Bach 等于 2009 年描述了铥激光前列腺汽化剜除术(thulium laser vapoenucleation of the prostate,ThuVEP),并证明了其安全性、有效性及对较大体积前列腺患者的效率。ThuVEP 的学习曲线较短,并发症较少,国内杨登科等学者也逐渐开展和推广这种术式。

1 470nm 半导体激光是一种波长为 1 470nm 的近红外激光,2007 年 Seitz 等首次报道将 1 470nm 激光用于前列腺汽化手术。本文作者采用 1 470nm 激光直出光纤行 TURP 式前列腺汽化剜除术治疗良性前列腺增生,并随后应用 1 470nm 激光按六步法进行前列腺分叶剜除术,近来对于小于 100g 的前列腺腺体,也开始常规采用前列腺整体剜除术。

谢立平等于 2011 年起在国际上率先开展经尿道前列腺汽化剜切术(transurethral vapor enucleation and resection of the prostate,TVERP),该"杂交"术式先利用等离子纽扣式汽化电极,在腔内模拟外科医师手指,沿前列腺外科包膜汽化剥离增生的前列腺组织,对增生腺体的血管进行预先封闭、预先止血,随后利用等离子环状电极切割获取组织标本,最终达到完整切除前列腺增生腺体的目的。为了缩短大前列腺剜除手术时间,谢立平又将腔内组织粉碎器用于 TVERP 术后前列腺组织的获取中,并将此技术命名为经尿道前列腺汽化剜除术(transurethral vapor enucleation of the prostate,TVEP)。TVERP/TVEP 可以作为前列腺增生一种可选的手术方式,近来对其长期的安全性和有效性也进行了进一步的报道。

第三节　不同能量平台的作用原理

1. **等离子**　经尿道前列腺等离子剜除术见图 14-3。等离子双极系统对组织穿透深度浅,作用于组织表面的温度低,寻找外科包膜有一定的优势,可以很容易借助切割法和撕裂法,在精阜两侧 5 点和 7 点找到外科包膜层面,然后在直视下借助电切镜镜鞘的机械力量,分离增生的前列腺腺体与外科包膜,用环状电切环或杆件电切棒切开腺体与包膜的粘连带,并止血。

利用等离子能量平台的还有 TVERP 术及 TVEP 术,详见前文。

2. **激光**　能用于前列腺剜除术的激光有采用直射光纤的钬激光、铥激光和半导体激光

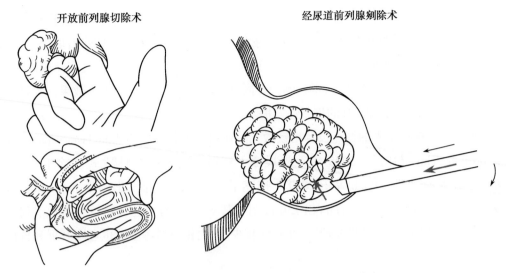

开放前列腺切除术　　　　　　　经尿道前列腺剜除术

图 14-3　经尿道前列腺等离子剜除术（TUERP）原理

等,也有学者用直射光纤的绿激光对前列腺剜除手术进行尝试,但临床使用不多。

激光之所以能用于前列腺手术,与激光能量转化能力及形式有关。激光在媒介的吸收系数和穿透深度负相关,其具体表现形式由激光的波长决定(图 14-4),如 532nm 的绿激光只被组织中的血红蛋白所吸收,而 2 013nm 的铥激光则被组织中的水高度吸收。激光对前列腺组织具有汽化、切割和凝固等功能(图 14-5)。当激光被组织吸收后,光能转化为热能,导致组织的温度迅速升高,暴露于激光辐射的中心部分,吸收激光能量最多,局部温度也最高,当温度高到一定程度(如 90~100℃),使组织中的水瞬间从液态变为气态,从而达到汽化的效应,快速的汽化形成切割效果,手术过程中快速形成的气泡就是激光汽化组织产生的气体。比邻汽化区域的组织局部温度稍低(60~80℃),仍足以造成组织中蛋白质凝固(蛋白变性),但不能造成组织汽化。这一部分变性组织形成凝固层,其厚度主要与激光在组织中的穿透深度和局部的热传导性有关。凝固层不能太薄,否则达不到止血要求,但也不宜太厚,否则术后组织坏死脱落需要很长时间,同时也可能对手术野深部组织造成损伤,如造成膀胱颈挛缩、外括约肌损伤等,甚至损伤前列腺下方的直肠壁。在凝固层下方仍有少量激光能量吸收,组织温度可以达到 45~50℃,造成组织酶活性的改变,在活体组织中可能会因热损伤导致的炎性反应而形成局部水肿,但这种水肿效应并不在激光照射后即刻发生,也不会在离体组织中发现。水肿层的厚度可能与术后早期排尿不畅相关。水肿层下方的组织温度小于45℃,不会产生任何组织学反应。

(1)钬激光(holmium laser):又称为 Ho:YAG 激光,是一种固态脉冲式激光,发射波长2 014nm,组织渗透深度为 0.40mm,接近于水对激光吸收峰值(图 14-4),可被组织内水迅速吸收。钬激光使用直出光纤,与目标组织作用更直接,作用面更小,能够产生组织汽化且几乎无深部组织坏死,可对组织进行有效的切割、止血、剜除等操作,因而可以进行多种形式

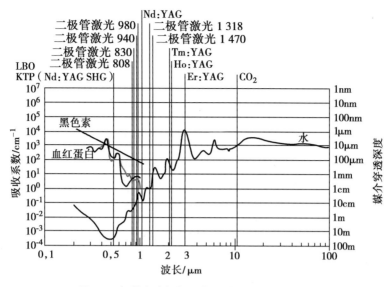

图 14-4　激光波长与吸收系数、媒介穿透深度图

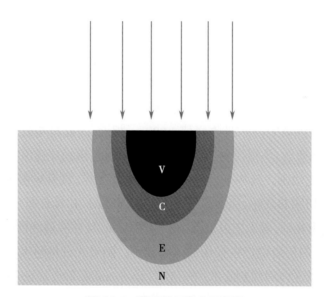

图 14-5　激光组织效应示意图

箭头显示激光辐射

V:汽化,C:凝固,E:水肿,N:正常无反应区域

的前列腺手术,但临床中使用最广的术式还是 HoLEP。HoLEP 术中分离增生的前列腺腺体与包膜依靠的是钬激光脉冲波产生的爆裂效应,通过钬激光的爆破力,震开、分离腺体与包膜间的连接,不需要用镜鞘从外科包膜上将腺体撬剥下来,切除过程中凝固并封闭小血管,从而减少术中出血,并能提供清晰视野。操作熟练者,可以将钬激光的主动爆破与镜鞘的剥离操作有机结合起来,以提高手术效率。相对而言,钬激光寻找包膜更为容易,通过脉冲激

光的爆破力使得腺体与外科包膜主动分开,但剜除过程中止血效果略差。虽然文献报道可以用 60~80W 钬激光进行前列腺手术,但低功率的钬激光会增加手术时间,止血效果也更差,故一般都用 100W 大功率的钬激光设备进行前列腺手术,术中的能量设置为 2J,频率为 50Hz。

HoLEP 具有以下 3 个特点:①具有无电传导性,不出现电火花,基本不出现闭孔神经反射,大大提高了手术的安全性,为不能进行 TURP 式的患者提供了另一种微创治疗 BPH 的途径;②组织穿透深度仅为 0.44mm,热损伤仅局限于表层,不会对深层组织造成伤害,可以进行更精细化的切割;③当钬激光与组织的距离为 2~3mm 时,能够起到凝固效果,止血效果更确切。另外,HoLEP 手术以生理盐水为灌注液,而电切综合征的最根本原因是机体对非电解质冲洗液的吸收,因此,HoLEP 手术降低了电切综合征的发生概率。

目前众多的激光治疗 BPH 临床报道中,HoLEP 的随访时间最长,病例也最多。多数文献认为与 TURP 相比,HoLEP 虽然在手术时间上不占优势,但术中出血量、术后置管时间、留院时间等临床指标均优于 TURP,而两者的疗效相仿。Elzayat 等报道,长期服用抗凝剂的 BPH 患者,应用钬激光前列腺手术也是安全有效的。由于钬激光对深层组织干扰较少,因而对性功能影响较小。

与其他激光相比,HoLEP 的主要缺陷是学习曲线较长,Shah 报道掌握这门技术大约需要 50 例的病例积累。HoLEP 主要并发症是前列腺包膜穿孔(0.3%~10%),组织粉碎器(morcellation)引起膀胱黏膜前壁撕裂伤的发生率为 0.5%~18.2%。

(2) 铥激光(thulium laser):又称之为 2μm 激光、Tm:YAG 激光,其中心波长可在 1 750~2 220nm 调节,该波长与水吸收峰值 1 920nm 相近,因此具有良好的水吸收性,由于其能量可以大量被水吸收,热损伤主要在表层组织中产生,组织穿透深度约为 0.25mm,故可对组织进行精确汽化切割。其特点是采用连续波方式工作,没有对组织的撕裂式过程,取而代之的是平顺的切割和汽化,使去除组织后的创面平滑,并具有非常好的止血效果。铥激光亦只能使用直出光纤,激光辐射范围小于顶端 2mm,且冲洗液能够有效吸收、带走激光产生的能量,激光对周围组织产生损伤的风险较小。随着光纤的移动,汽化效应会加强而热穿透力下降。铥激光前列腺剜除术(Tm:YAG laser enucleation of the prostate,ThuLEP)具有精细的组织切割功能,可获得组织标本,汽化效应并不影响组织病理检查质量,并且由于组织穿透较浅、结痂层薄,不会导致严重的组织水肿、坏死、并发腐肉形成的刺激症状等不良反应,患者术后恢复快。Wendt-Nordahl 报道铥激光在前列腺组织中的凝固层厚度为 $(264.7 \pm 41.3)\,\mu m$,与 TURP $[(287.1 \pm 27.5)\,\mu m]$ 相近,远低于绿激光(666.9μm)的凝固层厚度。

铥激光经尿道前列腺剜除术是从精阜侧方切开尿道黏膜及薄薄的腺体组织,发现包膜层面后,用镜鞘进行撬剥,镜鞘很容易将增生的腺体与包膜剥离,而激光仅需再打断少数相连的纤维条索及止血。铥激光良好的汽化功能可以作为剜除过程中的重要补充。Bach 报道采用 550μm 直出光纤,在功率为 70W 时,组织汽化速率为 3.03g/10min,而同样光纤在功率为 120W 时,组织汽化速率为 16.41g/10min。随着功率增加,汽化切除组织的能力也在增加,然而组织穿透深度以及凝固层厚度均无明显差别。铥激光对高心血管风险和服用抗凝药物的患者也安全有效。

(3) 1 470nm 半导体激光:半导体激光(semi conductor laser),又称之为 Diode 激光。早期临床使用较多的是波长 980nm 的半导体激光,这种激光的波长正好提供了水和血红蛋白最高的联合吸收率,使其具有非常好的组织消融和止血能力。有报道半导体激光的止血凝固深度与能量正相关,体外研究显示对体外灌注的猪肾,940nm 的半导体激光在功率分别为 10W 和 60W 时,凝固深度分别为 0.86mm 和 9.54mm,而 980nm 半导体激光对同种动物模型在功率分别为 60W、90W 和 120W 时,其凝固层深度分别达到 8.43mm、9.15mm 和 9.58mm。过深的组织灼烧深度影响了 980nm 半导体激光的临床应用,而随后出现的 1 470nm 激光改变了这一状况,后者是一种波长为 1 470nm 的近红外激光,该激光波长位于水高度吸收的峰值上,在切割过程中激光被组织中的水分充分吸收,进行高精确度的汽化切割。

Seitz 报道 100W 1 470nm 激光体内汽化比格犬前列腺组织,平均凝固层厚度为 (2.30 ± 0.26) mm,这个深度能满足封闭大多数前列腺组织血管的需要。相对 980nm 激光,1 470nm 激光有较强的组织吸收率和较浅的穿透深度,因此在进行腔内手术时,能有效控制组织产生坏死的区域,避免对正常组织的损害。1 470nm 激光进行前列腺手术光纤有侧输出光纤、弧形光纤和直输出光纤三种,而前两种光纤主要用于前列腺的汽化手术,具有操作简单、学习曲线短、术中出血少和患者术后恢复快等优点。虽然 1 470nm 激光的汽化功能较强,但活体动物研究表明,在 100W 相同功率作用下,随着对比格犬前列腺汽化时间的延长,做功越多,汽化的组织也越多,但每分钟汽化去除的组织体积是相似的,为 0.38~0.42cm³/min,理论上一个体积为 50cm³ 的前列腺大致手术时间为 131 分钟。因为激光最大功率是有限制的,为加快手术速度,许多学者尝试用直出光纤进行前列腺组织的分叶剜除,或整体剜除,再采用组织粉碎器粉碎取出组织,取得了良好的手术效果。

1 470nm 半导体激光的特性与铥激光类似,因此两者直出光纤前列腺剜除的手术原理、手法和技巧基本一致,利用其平滑的组织创面寻找到腺体与包膜的分界,用撬剥的方式使得腺体和包膜被动分开,止血更为方便可靠。

第四节　手术适应证及禁忌证

TURE 的手术适应证及禁忌证大体同 TURP,但不管采用哪种能量平台,TURE 术中使用冲洗液均为生理盐水,避免了因使用甘露醇等非离子电解质溶液而导致过量水吸收而造成的稀释性低钠血症;剜除过程中腺体供养血管清晰可见,可及时止血,获取组织时血供已大部分甚至完全离断,术中、术后出血大为减少,缩短了手术时间及术后膀胱冲洗的时间,提高了正在进行抗凝治疗的患者手术安全性。因此其手术适应证较 TURP 更为广泛,例如前列腺体积大于 80ml 的前列腺增生患者,作为欧洲泌尿学协会(EAU)指南不推荐 TURP 手术,但强烈推荐 HoLEP 手术。即使对于服用抗凝剂的患者,也有文献报道使用铥激光是安全的。

第五节　手术步骤

一、经尿道前列腺等离子双极剜除术(TUERP、TUPKEP)

1. 手术步骤

(1) 麻醉与体位:膀胱截石位,对患者进行连续硬膜外麻醉或气管插管全身麻醉。

(2) 观察:在电切镜直视下经尿道插入膀胱,逐步观察尿道外括约肌、精阜、前列腺、膀胱颈、双侧输尿管开口及相互位置关系,设计手术方式。

(3) 寻找和建立外科包膜平面

1) 切割法:于精阜上缘 6 点处以点切法断续切开精阜上缘黏膜及中央腺体,配合电切袢逆推组织、剥离层面,多于射精管浅面找到外科包膜平面,确定精阜上缘及左右侧叶的基本(初始)外科包膜平面,找到平面后改用电切镜顶端钝性扩大剥离平面。在切开组织的过程中,一旦切开射精管,则勿再向其深(后)面切开,应在其浅面剥离,寻找外科平面。

2) 撕裂法:该法较上法简单,将电切镜头部先置于精阜左侧(于左侧沟时),或向右侧(于右侧沟时)水平给予推力,致使左侧叶或右侧叶与外科包膜分裂开,此时可见黏膜撕裂开,左侧叶或右侧叶腺体向上后侧抬起,外科包膜与精阜连续,此时用电切镜尖部推剥腺体,从左向右(左叶裂开)或从右向左(右侧叶裂开),扩大外科包膜平面,跨过 6 点中线时用电切镜切断精阜上缘黏膜及连续的腺体组织。当看到剥离面有裸露的腺体供应血管,部分可见腺液潴留、纤维粘连带、前列腺结石等,说明界面正确。外科包膜层可见到光滑面,包膜内有清晰的血管脉络行走,主要是静脉脉络,动脉多是垂直进入增生腺体,分离断面可见喷血。(图 14-6、图 14-7)

(4) 膀胱颈处腺体剥离:剜除到膀胱颈时,不能很顺利地将腺体与膀胱颈分离出来,原因是:①两侧叶太大,在撬动腺体时两个腺体挤压在一起,导致没有空间将其与膀胱颈剥离出来。②膀胱颈处较小,腺体部较大,他们之间是弧形走向,若用力向前就会出现剥不出或穿透包膜进入膀胱底部或外侧。正确的操作是沿着膀胱颈弧度向上向内用力,而不是一味向前。③膀胱颈处往往会有纤维带相连,需要沿着腺体切断束带;若腺体较大,则需要从尿道侧打沟,目的是容易与剥离面贯通,确定膀胱颈与腺体的正确位置,以此为基点扩大至膀胱颈一周,然后从贯通处扩大膀胱颈间隙。

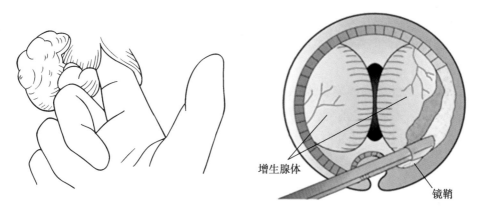

增生腺体

镜鞘

图 14-6　TUERP 术式特点

术中以电切镜鞘模拟开放性前列腺切除术中手指的动作,沿外科包膜钝性剜除增生腺体

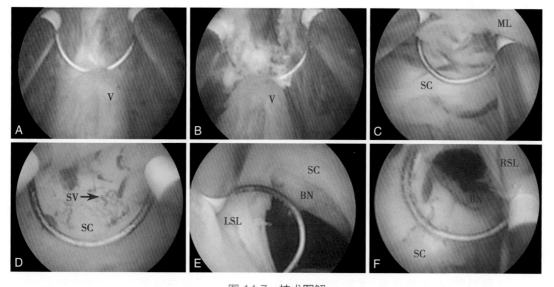

图 14-7　技术图解

V:精阜,SC:外科包膜,ML:中叶,SV:外周血管,LSL:左侧叶,BN:膀胱颈,RSL:右侧叶

（5）离断前叶（12 点处）:连接组织完成球面剥离,此时两侧叶仅有 5、7、12 点处与外科包膜连接,将电切镜转 180°,电切袢呈"n"形,拉至前列腺尖部,可见 12 点尿道黏膜等组织与腺体连接,两侧可见腺体与外括约肌部尿道黏膜分离,用电切袢将 12 点处连接的尿道黏膜与组织切断,向膀胱颈方向推进电切镜,逐步切断纤维组织和腺体组织至膀胱颈体前叶及整个腺体组织,与 12 点处外科包膜分离。该步骤实现了球面剥离的目的,是关键步骤。靠尖部组织邻近外括约肌容易损伤而造成尿失禁,因此应适当保存一些尿道黏膜组织,即勿太靠近外括约肌切断 12 点腔内连接组织。

2. 手术方案的选择及方法　对于初学者,或腺体较大的患者,可以进行分叶剥离,尤其先处理中叶,这样可为两侧叶剜除带来缓冲空间,减少阻力和牵拉,有利于剥离操作;同时建立的外科包膜层面可以作为后续手术参照平面,减少误伤;急危重患者,仅切除中叶已可以缓解排尿梗阻症状,此时停止手术也可以达到一定治疗目的。操作熟练的术者,可以进行前列腺整体剜除术。

若手术时没有组织粉碎装置,则在剜除侧叶时,于精阜旁沿外科包膜平面分别顺时针或逆时针方向剥离左右侧叶达前列腺前叶近 12 点处,边剥离边止血,两侧均先剥离至 11 点(右)和 1 点(左),穿破膀胱颈,此处前列腺腺体相对较薄,容易钝性穿透,也可锐性切断腺体与膀胱颈的连接,逐渐接近 5 点和 7 点;保留 5 点和 7 点组织暂不剥离,以便固定两侧叶,利于下一步腺体切除,防止整个腺体完全剥离而掉入膀胱,造成切除困难。有条件的医院可使用组织粉碎器,可将前列腺完全剥离推入膀胱后再粉碎切除,可大大缩短手术时间。

3. 手术注意事项

(1) 患者采取截石位,臀部应与床边平齐或略超出 1~2cm(不见床沿),双侧大腿尽可能抬高外展,这样在前列腺剜除过程中,避免腿架或大腿影响操作镜的左右或下摆操作。

(2) 尿失禁的防护:膀胱颈有尿道内括约肌存在,术前观察膀胱颈及其与输尿管开口关系,有助于判断是否存在膀胱颈高抬、挛缩或狭窄等病理性改变,避免损伤尿道内括约肌和输尿管开口,确定手术范围。

精阜是前列腺尖部的标志,注意避免损伤外括约肌。尿道外括约肌的实际解剖位置位于精阜水平稍远侧,是前后尿道分界处,也是经尿道手术中内镜进镜时阻力较大且需要改变进镜方向的部位。这段尿道外周是一个弹性组织环,由横纹肌及平滑肌组成,将电切镜退至精阜远端,关闭冲洗液,可观察到外括约肌像肛门样的收缩,术中要加以保护。前列腺尖部腺体由于剥离过程被撬出,局部形成喇叭口状的界面,与外括约肌移行,不需要任何修整,也尽可能避免电凝止血,较大血管可以短促电凝,但应防止热损伤。在前列腺剜除过程中,避免镜鞘的着力点压在尿道括约肌位置造成括约肌牵拉,导致术后暂时性的尿失禁发生。

(3) 修整创面、彻底止血:术野的彻底止血十分重要,特别是需要使用组织粉碎器的时候。若多处手术创面出血,哪怕都是很小的出血点,在膀胱充盈过程中,血液也会渗入膀胱,导致膀胱内冲洗液浑浊,视野不清,这样进行组织粉碎的时候极易由于视野不清导致膀胱壁的损伤。可以分片检测前列腺腺窝,特别是膀胱颈部腺窝处。尿道括约肌远端的小静脉出血可以不予处理,术后留置的导尿管能够压迫止血。最后要关闭冲洗,保留出水开放,观察手术视野是否有活动性出血。

二、经尿道前列腺汽化剜切术和剜除术(TVERP&TVEP)

器械设备包括等离子纽扣式汽化电极、高频电刀、等离子环状电极、组织粉碎器,以及经尿道手术常用的内镜系统、灌注系统等。

1. 手术步骤

(1) 麻醉与体位:患者取膀胱截石位,会阴部紧贴床沿,心肺功能良好者可选用过度截石位,有利于前列腺侧叶和前叶的剜除。对患者进行连续硬膜外麻醉或气管插管全身麻醉。

（2）观察:将电切镜直视下经尿道插入膀胱,逐步观察尿道外括约肌、精阜、前列腺、膀胱颈、双侧输尿管开口及相互位置关系,设计手术方式。

（3）游离前列腺中叶:采用扣式电极以汽化模式,从精阜近端5点位置开始,汽化切开前列腺腺体直至外科包膜(图14-8),然后以相同方法汽化切开7点位置的腺体直至外科包膜(图14-9)。接着汽化5点至7点之间的前列腺组织和尿道黏膜桥,到达外科包膜。推挤中叶增生组织,暴露前列腺外科包膜,使用汽化或电凝离断增生腺体和外科包膜之间连接紧密的纤维结缔组织。沿外科包膜逐渐向近端推进,直至接近膀胱颈口或进入膀胱(图14-10)。精阜周围腺体较薄,使用扣式电极汽化组织时,注意使用浮力,电极不要紧贴腺体或包膜,而是稍有悬空,利用电极的汽化效应逐层汽化增生的组织,注意识别包膜。必要时在不使用能量的前提下,用电极或镜鞘轻推侧方的腺体,显露增生腺体与前列腺外科包膜层面。沿着鉴别出来的外科包膜层面,仍采用浮力,电极与包膜即若即离,接近或到达膀胱颈部的时候,注意近膀胱颈部的弧度,避免包膜穿孔进入膀胱三角区后方及直肠。

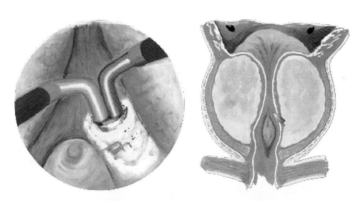

图 14-8　游离前列腺中叶(图片由谢立平教授提供)

箭示5点位置

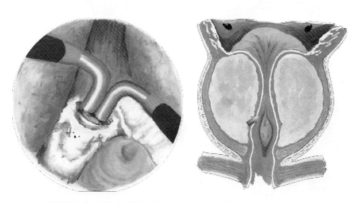

图 14-9　游离前列腺中叶(图片由谢立平教授提供)

箭示7点位置

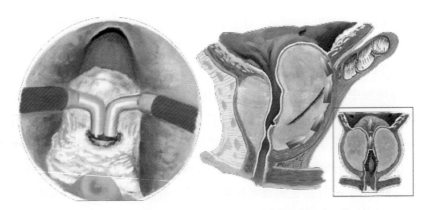

图 14-10　游离前列腺中叶(图片由谢立平教授提供)

　　(4) 游离前列腺两侧叶:从前列腺中叶位置开始,由前列腺尖部向膀胱颈部,沿已经暴露的外科包膜,按照游离中叶的方法,左侧按逆时针方向,右侧按顺时针方向,向 12 点钟处由远端向近端逆行游离增生的前列腺左侧叶(图 14-11)及右侧叶(图 14-12)。接近膀胱颈口的腺体不做完全剥离,使基本游离的增生腺体组织能够固定于膀胱颈口。

　　(5) 获取前列腺组织

　　1) TVERP:更换等离子环状电极,电切悬挂在膀胱颈口的前列腺增生组织(图 14-13)。该方法使前列腺腺叶组织在电切时仍悬挂于膀胱颈口,方便对其进行电切。

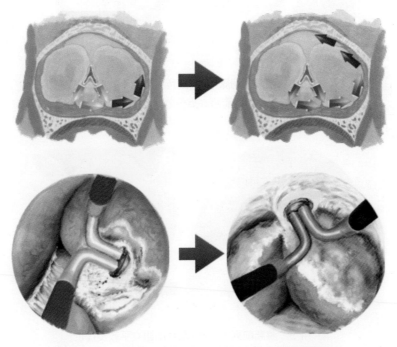

图 14-11　游离前列腺左侧叶(图片由谢立平教授提供)

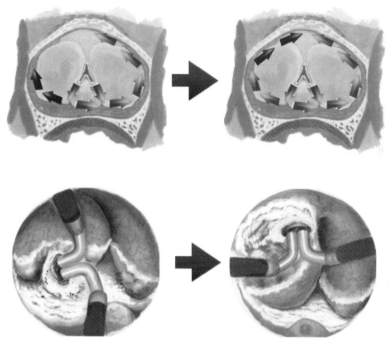

图 14-12　游离前列腺右侧叶（图片由谢立平教授提供）

2）TVEP：在使用纽扣式汽化电极进行剜除时，彻底游离包括膀胱颈口附近的前列腺增生组织，将增生腺体分叶或者整体推入膀胱，最后使用组织粉碎器粉碎、获取组织。

（6）检查和修整膀胱颈口和前列腺窝创面：修整膀胱颈口后可见膀胱三角区，特别是 5 点到 7 点处，最后检查前列腺窝创面，利用纽扣式汽化电极或等离子环状电极进行创面止血和修整。

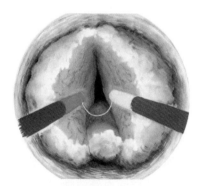

图 14-13　电切悬挂在膀胱颈口的前列腺增生组织（TVERP）（图片由谢立平教授提供）

2. 经尿道前列腺汽化剜切术 / 剜除术的特点
TVERP/TVEP 术具有以下特点：

（1）解剖性切除增生腺体：以纽扣式汽化电极沿外科包膜解剖性切除增生的前列腺组织，腺体切除较为彻底。

（2）预止血：由于等离子纽扣式汽化电极具有宽大的弧形接触面，手术中沿外科包膜层面进行，能够对包膜和增生腺体的血管进行预先凝固、预先止血，在术中出血的控制上特点突出，能够达到"少血"甚至"无血"的手术效果。

（3）操控性好：纽扣式电极宽大的电极接触面在操作活动时更符合开放手术时手指的剥离动作，学习简便，容易掌握。

（4）效价比较高：TVERP/TVEP 效果确切，设备升级的费用也有限，基层医院也适合开展。

三、经尿道钬激光剜除术（HoLEP）

HoLEP需要激光直出光纤专用手术手件，配合使用循环鞘，不需要进行膀胱穿刺造瘘。灌注液为生理盐水。

1. 手术步骤

（1）麻醉与体位：患者取膀胱截石位，会阴部紧贴床沿。对患者进行连续硬膜外麻醉或气管插管全身麻醉。

（2）观察：直视下将26F剜除镜经尿道插入膀胱，逐步观察尿道外括约肌、精阜、前列腺、膀胱颈、双侧输尿管开口及相互位置关系，设计手术方式。合并膀胱结石者先击碎结石并冲出体外。

（3）剜除：以精阜为标志，将钬激光功率设定为100W，5点、7点处开沟寻找前列腺包膜，将中叶与两侧叶分开，然后横断中叶颈部黏膜，在精阜前方1cm处沿包膜剜除中叶组织，中叶剜除后推入膀胱。创面止血后，开始剜除左侧叶，精阜左侧前列腺尖部5点处用镜鞘及钬激光爆破切割技术，显露包膜和腺体间隙，将左侧叶腺体组织从包膜上分离达1点处。翻转镜鞘于12点处用钬激光切割前列腺前联合处组织达包膜，尽可能保留部分尿道黏膜组织分离腺体，并向前推剥腺体到颈口处。回转镜鞘并下压腺体，将腺体组织从1点开始爆破切割达5点处。完整将左侧叶腺体切下并推入膀胱，仔细修整创面和彻底止血。于精阜右侧前列腺尖部7点处用镜鞘轻轻推开腺体组织，显露包膜和腺体间隙，分离达11点处，同左侧叶法完整切除右侧叶并推入膀胱。

（4）止血、取标本：仔细修整创面和彻底止血。前列腺组织粉碎器粉碎膀胱内前列腺组织块并将粉碎组织吸出体外。

2. HoLEP的特点　HoLEP是唯一的激光治疗良性前列腺增生的循证等级为1级和受到美国泌尿协会（AUA）和EAU指南推荐的激光微创手术。手术沿前列腺包膜进入剜除组织，该层面血管清晰，利于止血，钬激光良好的方向性可以精确爆破、切割组织，在血管离断前封闭止血，从而减少术中出血，术后降低了输血率及膀胱填塞概率。HoLEP术后需行组织粉碎，粉碎器刀头为普通耗材，反复使用会使刀头变钝，延长粉碎时间，需要及时更换刀头。

HoLEP对组织穿透深度仅为0.4mm，对周围组织热损伤小、准确切割汽化、点对点凝固止血作用等特点术后无需牵拉尿管，从而减少尿管留置时间和膀胱冲洗时间，减少老年患者的卧床时间，减少留置尿管导致的相关性感染的发生，同时缩短患者住院时间。

四、经尿道1 470nm激光前列腺剜除术

采用1 470nm激光进行经尿道前列腺剜除术，也需要激光直出光纤专用手术手件，配合使用循环鞘。灌注液为生理盐水。

虽然铥激光与 1 470nm 激光特性有细微不同，但用于经尿道前列腺剜除手术，两者手术方法极为相似，因此在此一并介绍，不再另行介绍经尿道铥激光前列腺剜除术。

1. 手术步骤

（1）麻醉与体位：患者取膀胱截石位，会阴部紧贴床沿，臀部床边平齐或略超出 1~2cm。可以采用连续硬膜外麻醉或气管插管全身麻醉。

（2）观察：直视下将 26F 剜除镜经尿道插入膀胱，逐步观察尿道外括约肌、精阜、前列腺、膀胱颈、双侧输尿管开口及相互位置关系，设计手术方式。

（3）剜除：按六步法行前列腺分叶剜除术，具体步骤为：

1）掀中叶（图 14-14）：从膀胱颈 5 点、7 点处汽化切割，以约 100W 的功率制备两条沟槽，从膀胱颈延伸至精阜前方。从精阜前方掀背式剥脱前列腺中叶。

2）劈前叶（图 14-15）：在 12 点处由膀胱颈至尿道外括约肌内侧纵行切一条槽沟。

3）剥左叶（图 14-16）：从精阜左侧方用小功率激光，沿尿道外括约肌内侧约 1cm 距离弧形向上环形切开尿道黏膜，并与 12 点切开沟槽相连。从精阜左侧方找到腺体与前列腺外科包膜界限，以此点开始，逐渐向左、向上由前列腺尖部向膀胱颈部剥离前列腺左侧叶，剥离的腺体推入膀胱。

4）撬右叶（图 14-16）：同法从精阜右侧方起始剥离前列腺右侧叶，并推入膀胱。

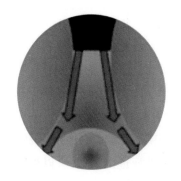

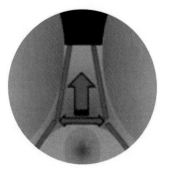

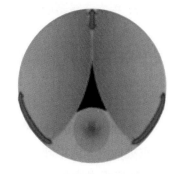

图 14-14　掀中叶　　　　　　　　　　　　　　图 14-15　劈前叶

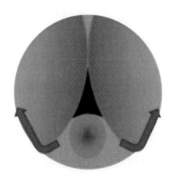

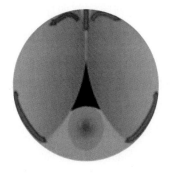

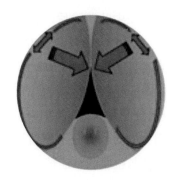

图 14-16　剥左叶、撬右叶

5）平创面（图 14-17）：利用 1 470nm 激光良好的汽化功能，以 100~120W 的激光，逐块汽化消融外科包膜上残留的腺体，并寻找控制手术创面的出血点。残余腺体汽化深度可借鉴剜除过程中暴露的前列腺外科包膜内侧面。

6）修尖部（图 14-17）：将操作镜退到前列腺尖部远端观察，若有残余腺体，可以用小功能激光汽化或小块切除。

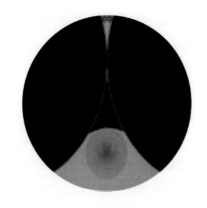

图 14-17　平创面、修尖部

对于操作熟练的术者，或腺体相对较小的患者，如 80~100ml 以下，也可以进行前列腺整体剜除术。手术过程中首先在精阜前侧方弧形切开尿道黏膜，然后再用剜除镜的镜鞘先在精阜左侧方斜行向上的力量推开前列腺尖部左侧增生的腺体，找到腺体与包膜间隙，逐渐向上、向前扩大间隙少许，再在精阜前方、右侧方，沿左侧分离的间隙用镜鞘右侧侧方力量分离前列腺中叶及右侧叶尖部与前列腺包膜间隙。沿前列腺尖部腺体与包膜间间隙向膀胱颈的方向逐渐剥离增生的腺体，从膀胱颈 2 点到 3 点、9 点到 10 点的方向进入膀胱，显露膀胱颈层面，在此层面引导下沿包膜层面剥离前列腺中叶、前叶腺体，最后处理前列腺尖部 12 点的尿道黏膜，将增生腺体完整推入膀胱。检查手术视野有无活动性出血、腺体残留。

2. 手术注意事项

（1）采用六步法行 1 470nm 激光前列腺剜除术，术中遵循"识别标志，谨防损伤；中叶优先，建立通道；分叶剜除，点状修理；由里及表，由后向前"的原则。手术开始前，全面观察膀胱及尿道情况，特别是双侧输尿管开口与中叶关系，尿道膜部与精阜关系，在手术过程中谨防损伤输尿管开口或尿道外括约肌。在 6 个步骤中，第一步最为重要，首先剜除中叶，其中一个原因是中叶最容易识别剥离，从精阜前方将 5 点、7 点侧槽沟横向汇合，再用手术镜鞘 12 点处向上剥离中叶。另一个原因为将中叶剜除后，手术观察冲洗液进出畅通，可以很容易将随后手术汽化过程中产生的气泡或出血冲走，手术视野清晰，而且在后续的剜除过程中，若有解剖不清的情况可以退回到中叶层面，帮助辨认组织层次。

在中叶剜除后，在 12 点方向沿前列腺底部向尿道膜部内侧纵行切开一条槽沟，分离左、右侧叶。之所以分叶处理，是因为用 1 470nm 激光剜除前列腺与钬激光不同，钬激光剜除术是利用钬激光的爆破力，震开腺体与包膜间隙，因此不需要腺体自身有太大移动度，而 1 470nm 激光为连续波，分离腺体和包膜，还需用镜鞘的机械力，如同等离子前列腺剜除术一般，分叶剜除，腺体的移动度大，易于操作，同样将腺体由前列腺尖部逐步向膀胱颈部推移，用力的时候充分考虑前列腺包膜弧形的内侧面结构特点，用直射激光光纤以小能量打断腺体与包膜间粘连带，并及时止血。不易剥脱的腺体，可依据包膜内侧面的弧度走向，采用 100~120W 的能量锐性切开。

（2）在沿增生腺体与包膜层面潜行剥离的时候，需要能够识别前列腺包膜，前列腺包膜为苍白或略带粉红色，表面有横向走行的迂曲血管，将腺体从包膜表面剥开后，有时可以发现活动性出血的断端，注意不要损伤。

（3）剥离腺体的过程中，若遇到明显的纤维带，不能用机械性力量推开，可以参考邻近的正确层面，由激光横行切断纤维带，遇到明显的出血点可以进行点状止血。遇到分叶的或结节的腺体，也可以在主体腺体分离推入膀胱后，利用 1 470nm 激光良好的汽化切割功能，进行汽化或小块切除残留的腺体。

（4）前列腺腺体剜除后，手术创面一定要彻底止血，以免大面积渗血，影响组织粉碎时粉碎镜视野的清晰度，增加膀胱损伤的概率。

（5）在进行组织粉碎的时候，一定要充分充盈膀胱，可以将循环鞘的进水和出水通道都改为进水通道，冲洗液高出手术床 80~100cm，在冲洗液停止进入膀胱、膀胱容量达到麻醉状态下最大的时候开始粉碎剜除的组织。难以粉碎的结节样组织，用激光汽化缩小腺体后取出。

第六节　术后处理

经尿道前列腺剜除手术较传统 TURP，腺体摘除更为彻底，特别是前列腺尖部腺体，止血过程多在包膜层面完成，有效持久，因此术后继发性出血少，术后持续膀胱冲洗的时间也短。一般手术 8 小时以后患者可以饮水，术后第一天，患者可以进食，并停止膀胱冲洗。术后 3~5 天可以拔出导尿管。

第七节　并发症及处理

经尿道的前列腺剜除术如同传统的开放手术一样，从增生的腺体与外科包膜平面摘除增生的组织，具有效率高、出血少、腺体切除彻底、再手术率低等优点，是目前国内外流行的一种手术方式，但仍有一定的并发症发生。

1. 出血　不同前列腺剜除术出血的原因有一定差异。

钬激光前列腺剜除术用激光的爆破力分离腺体与包膜间隙，同时激光照在组织上有预止血的作用，因此若游离平面准确，小的血管出血概率较小。但钬激光止血效果不及同功率的铥激光或 1 470nm 激光，因此，对于相对比较大的血管，止血过程还需一定技巧，止血时尽可能采用高频激光，光纤头距出血点保持一定的位置，必要时汽化出血点周边的组织，避免出血点处越烧灼越深。相对而言，高功率的钬激光止血效果更好，手术过程中注意找对腺体与外科包膜间隙,避免切割到腺体,或切穿包膜,增加出血机会。

而采用等离子、铥激光或 1 470nm 激光进行前列腺剜除术,分离腺体与包膜间隙需要靠镜鞘的拨动,机械性分离腺体与包膜间隙。但前列腺的血管多穿过外科包膜后进入腺体,因此在拨动腺体的过程中不可避免地撕断或撕裂腺体供应血管,导致出血。因此在剜除过程中,可以分片剜除,遇到大的血管断端及时止血后再进行其他区域的操作,小的渗血可以在分叶腺体或整体腺体剜除后再进行创面止血。也可以在剜除过程中遇到较粗的血管,或含血管的粘连带时,主动用激光或电切环预先凝固血管,或避免机械性撕扯而直接用激光或电切环切断血管及纤维带。大的出血点状止血控制不住的时候,也需要顺着血管的来源或走行,进行周边组织的汽化止血,多能控制出血。

在剜除过程中要注意避免外科包膜的损伤,外科包膜下面有广泛的静脉窦,损伤包膜后导致的静脉窦出血,很难用激光或电能量控制出血,若手术即将结束,可以加快手术进度,术后用导尿管牵拉压迫止血,多能控制出血。若手术尚未结束,可以暂停手术,留置导尿牵拉压迫约 20 分钟,出血能够控制,可以继续进行其他区域手术;若出血仍不能控制,并影响手术视野,可以先留置导尿管,等待二次手术。

术前尿流动力学检查有明显膀胱逼尿肌不稳定性收缩的患者,可以术前或术后早期口服足量的 M 受体拮抗剂,手术过程中最好彻底止血,避免留置导尿管牵拉尿道外口时位于膀胱颈的气囊诱发膀胱逼尿肌无抑制性收缩而导致继发性出血。

剜除镜进入尿道导致尿道黏膜表面血管摩擦破裂出血,特别是尿道外括约肌及远端尿道黏膜出血,可以不予处理,术后留置导尿管多能控制出血。

2. 组织损伤　前列腺剜除术术前需要观测双侧输尿管开口、膀胱颈及尿道外括约肌的解剖关系,以防损伤。常见的组织损伤一般为发生在剜除过程中的前列腺外科包膜损伤和组织粉碎时膀胱损伤。

(1) 外科包膜损伤:在剜除过程中,多在精阜前、侧方前列腺尖部寻找腺体与外科包膜间隙,术中牢记包膜弧形内侧面的解剖特点进行操作,尤其是采用镜鞘进行机械性剥离的时候,镜鞘顶端的力量是背离包膜的方向向尿道的中轴线、向前剥离。剥离分离过程中要会识别包膜的特征,若剥离面不是苍白或略带粉红光滑界面,而是丝状、网状略带光泽的脂肪样组织,多预示已经有包膜损伤,这个时候需要避免在同一手术部位继续操作,暂时剜除其他部分腺体,再借助邻近解剖层次清晰的包膜层面,采用切割腺体的方法,切断怀疑有包膜损伤部位腺体,稍保留一点也行,直至找到前方正确解剖层面再进行分离。

(2) 膀胱损伤:多发生在前列腺剜除完成进行组织粉碎阶段,避免膀胱损伤的重点在于粉碎前前列腺创面彻底止血及充分充盈膀胱。在吸引粉碎组织过程中,也要保证有充足的冲洗液进入膀胱。常用的大白鲨组织粉碎器脚踏有两个挡位,轻踩下去是粉碎杆负压吸引状态,可以看到冲洗液吸出或组织块吸附到粉碎杆顶端,但粉碎杆内部刀头不转动。确认粉碎杆吸附的是剜除的前列腺腺体时,深踩粉碎器脚踏,刀头转动,粉碎器处于负压吸引和组织切割状态。在视野清晰情况下直视腺体吸附在粉碎器头端进行粉碎吸出。术中看到膀胱壁迅速向粉碎器头端靠近,需要及时终止组织粉碎,重新充盈膀胱,再进入组织粉碎状态。若不慎吸住膀胱,可以立即松开脚踏,将关闭粉碎器手柄上吸引通道,释放负压,吸引杆可以松开吸住的膀胱黏膜。如果已经导致膀胱黏膜损伤,特别是有活动性出血,多需要更换激光或电切设备,进行损伤部位的止血,怀疑有膀胱外组织损伤者,还需要及时开放探查。

3. **术后排尿困难** 术后拔出导尿管,有些患者仍有排尿困难,甚至不能排出尿液。其原因有:

(1)导尿管拔出过早,激光照到组织上,中心部位组织直接汽化,下方组织为凝固层,再下方为组织水肿层,这一层组织在离体标本中观察不到。手术早期,手术创面的水肿会加重尿道的堵塞,需要重新留置导尿管数天,等组织水肿充分消退后,再拔出导尿管。

(2)尿道内有组织块残留。这是由于组织粉碎过程中,小的碎片进入尿道,未及时清除,术后造成机械性梗阻。

(3)腺体剜除不彻底,或前列腺尖部修整不够。

(4)术前存在膀胱逼尿肌收缩无力的情况。

4. **尿失禁** 前列腺术后几种常见尿失禁类型都有可能出现。

(1)压力性尿失禁:多见于术中尿道外括约肌损伤,其中更常见于机械性前列腺剜除手术方式,术中操作镜压迫、拉伤括约肌,可以造成术后短期压力性尿失禁表现。若在剜除过程中直接损伤尿道外括约肌,也有可能导致永久性压力性尿失禁,甚至真性尿失禁。另外,也可能与患者增生腺体长期压迫尿道外括约肌导致其慢性损害,收缩功能减弱;或患者年纪大,外括约肌功能减退有关。

预防此类尿失禁的发生,术中需要注意尽可能保留膀胱颈的自然形态,避免尿道外括约肌的直接损伤或机械性牵扯、压迫。剜除过程中,先从6点及两侧侧方剜除游离腺体,最后处理12点处前列腺尖部,在充分游离腺体后,轻推腺体,可以看到12点处尿道黏膜与腺体三角形夹角,尽可能远离12点顶端横向切断尿道黏膜,可以适当保留少许腺体,以免直接或间接损伤括约肌。

(2)急迫性尿失禁:这类患者术前多数尿流动力学检查有膀胱逼尿肌不稳定性收缩情况存在,术后仍有尿频、尿急,甚至急迫性尿失禁的存在。术后的尿路感染也会加重尿频、尿急及急迫性尿失禁症状。可以采取控制尿路感染,服用M受体拮抗剂对症处理。

(3)充溢性尿失禁:原因同术后排尿困难,可以根据上述原因对症处理,对于逼尿肌收缩无力导致的排尿困难、充溢性尿失禁,最好采取长期自我间歇性导尿治疗,不能坚持者,也可以考虑行耻骨上膀胱穿刺造瘘。

5. **尿路感染** 与术前尿路感染未控制,术中手术创面不平整,或残留前列腺包膜内结石等因素有关。可以留取尿液标本进行细菌学培养,采取针对性治疗措施。

6. **术后性功能障碍** 主要表现在阴茎勃起功能减退或射精障碍。

经尿道前列腺手术,术中的包膜损伤、尿外渗、前列腺周围血肿,或手术能量透过包膜导致包膜外勃起神经损伤都会影响术后性功能。但剜除术对勃起功能影响相对较小,如钬激光前列腺剜除术,钬激光本身对组织的穿透深度浅,大约为0.4mm,手术也是沿着包膜内侧面进行,因此能量对勃起神经的影响小。采用机械性分离进行剜除的手术,是冷处理腺体与前列腺外科包膜间隙,再采用等离子设备或激光点对点进行止血,且常用的手术能量平台,包括等离子电流、铥激光和1470nm激光,组织穿透深度都很浅,若能保持包膜的完整性,对勃起神经的影响也是有限的。很多患者手术改善了尿路梗阻情况,术后勃起功能反而有明显改善。

由于剜除手术腺体剥离彻底,术后精液量会明显减少,或发生逆行射精,导致患者术后射精障碍,这一点需要术前与患者沟通,术中保留膀胱颈的完整性,有助于减少术后逆行射精。

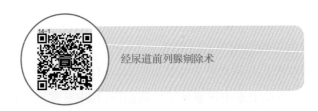

经尿道前列腺剜除术

（陈忠）

参考文献

［1］ Castellani D, Claudini R, Gasparri L, et al. Is complete anatomical endoscopic laser enucleation of the prostate always necessary? Yes, it is!［J］. Urologia, 2019, 86(2): 93-95.

［2］ Gilling P J, Fraundorfer M R. Holmium laser prostatectomy: a technique in evolution［J］. Current opinion in urology, 1998, 8(1): 11-15.

［3］ Fraundorfer M R, Gilling P J. Holmium: YAG laser enuclearation of the prostate combined with mechanical morcellation: preliminary results［J］. European urology, 1998, 33(1): 69-72.

［4］ Seitz M, Ruszat R, Bayer T, et al. Ex vivo and in vivo investigations of the novel 1 470nm diode laser for potential treatment of benign prostatic enlargement［J］. Lasers Med Sci, 2009, 24(3): 419-424.

［5］ 郑少波,刘春晓,徐亚文,等. 腔内剜除法在经尿道前列腺汽化电切术中的应用［J］. 中华泌尿外科杂志, 2005, 26(8): 558-561.

［6］ 刘春晓. 经尿道前列腺腔内剜除术［J］. 中华腔镜泌尿外科杂志(电子版), 2009, 3(1): 90.

［7］ Giulianelli R, Gentile B C, Mirabile G, et al. Bipolar Plasma Enucleation of the Prostate: 5 Years Outcomes［J］. Journal of Endourology, 2019, 33(5): 396-399.

［8］ 程书栋,王慕华,王建文,等. 经尿道双极等离子前列腺腔内剜除术治疗前列腺增生220例临床疗效分析［J］. 中华腔镜泌尿外科杂志(电子版), 2010, 4(5): 380-383.

［9］ 夏术阶,张沂南,鲁军,等. 铥激光"剥橘"式切除术治疗良性前列腺增生症［J］. 中华医学杂志, 2005, 85(45): 3225-3228.

［10］ Bach T, Wendt-Nordahl G, Michel M S, et al. Feasibility and efficacy of Thulium: YAG laser enuclearation

（VapoEnucleation）of the prostate［J］. World J Urol,2009,27（4）:541-545.

［11］Shigemura K. Current status of holmium laser enucleation of the prostate［J］. International journal of urology:official journal of the Japanese Urological Association,2018,25（3）:206-211.

［12］Zhong J,Feng Z,Peng Y. A systematic review and meta-analysis of efficacy and safety following holmium laser enucleation of prostate and transurethral resection of prostate for benign prostatic hyperplasia［J］. Urology, 2019,131:14-20.

［13］杨登科,焦湘,郭大勇,等.1.94μm 铥激光"三叶五步剜除法"治疗良性前列腺增生［J］.现代泌尿生殖肿瘤杂志,2016,8（5）:279-282.

［14］孙江江,杨龙,王宝龙,等.120W/2μm 铥激光前列腺汽化剜除术治疗 BPH 的疗效观察［J］.临床泌尿外科杂志,2013,28（4）:273-275.

［15］陈忠,杨为民,叶章群,等.1 470nm 激光六步法前列腺分叶剜除术治疗良性前列腺增生症（附 46 例报告）［J］.临床泌尿外科杂志,2016,31（6）:497-501.

［16］陈忠,叶章群,吴嘉,等.1 470nm 半导体激光汽化术治疗良性前列腺增生的疗效及安全性研究［J］.中华泌尿外科杂志,2015,36（2）:113-116.

［17］陈忠,马俊,杨竣,等.1 470nm 激光直出光纤 TURP 式前列腺汽化剜除术治疗良性前列腺增生初步报告［J］.现代泌尿生殖肿瘤杂志,2015,7（1）:5-8.

［18］谢立平,陈弘.前列腺增生腔内剜除手术方法探讨［J］.临床泌尿外科杂志,2016,31（6）:489-492.

［19］谢立平,陈弘.前列腺增生腔内剜除手术的优化——经尿道前列腺汽化剜切术/剜除术（附光盘）［J］.现代泌尿外科杂志,2016,21（12）:901-903.

［20］Herrmann T R,Liatsikos E N,Nagele U,et al. EAU guidelines on laser technologies［J］. Eur Urol,2012,61（4）:783-795.

［21］Elzayat E,Habib E,Elhilali M. Holmium laser enucleation of the prostate in patients on anticoagulant therapy or with bleeding disorders［J］. J Urol, 2006,175:1428-1432.

［22］Kim S H,Yang H K,Lee H E,et al. HoLEP does not affect the overall sexual function of BPH patients:a prospective study［J］. Asian J Androl,2014,16（6）:873-877.

［23］Shah H N,Mahajan A P,Sodha H S,et al. Prospective evaluation of the learning curve for holmium laser enucleation of the prostate［J］. J Urol,2007,177（4）:1468-1474.

［24］Moody J A,Lingeman J E. Holmium laser enucleation for prostate adenoma greater than 100 gm:comparison to open prostatectomy［J］. J Urol,2001,165（2）:459-462.

［25］Elzayat E A,Habib E I,Elhilali M M. Holmium laser enucleation of the prostate:a size-independent new 'gold standard'［J］. Urology,2005,66（5 Suppl）:108-113.

［26］Montorsi F,Naspro R,Salonia A,et al. Holmium laser enucleation versus transurethral resection of the prostate:results from a 2-center prospective randomised trial in patients with obstructive benign prostatic hyperplasia［J］. J Urol,2008,179（5 Suppl）:S87-S90.

［27］Wendt-Nordahl G,Huckele S,Honeck P,et al. Systemic evaluation of recently introduced 2-μm continuous-wave thulium laser for vaporesection of the prostate［J］. J Endourol,2008,22（5）:1041-1045.

［28］Bach T,Huck N,Wezel F,et al. 70 vs 120W thulium:yttrium-aluminium-garnet 2μm continuous-wave laser for the treatment of benign prostatic hyperplasia:a systemic ex-vivo evaluation［J］. BJU Int,2010,106（3）:368-372.

［29］Raber M,Buchholz N N P,Vercesi A,et al. Thulium laser enucleation of the prostate (ThuLEP):Results, complications,and risk factors in 139 consecutive cases［J］. Arab journal of urology,2018,16（4）:411-416.

［30］Netsch C,Bach T,Herrmann T R,et al. Evaluation of the learning curve for Thulium VapoEnucleation of the prostate(ThuVEP)using a mentor-based approach［J］.World J Urol,2013,31(5):1231-1238.

［31］ Kim J W,Kim Y J,Lee Y H,et al. An Analytical Comparison of Short-term Effectiveness and Safety Between Thulium:YAG Laser Vaporesection of the Prostate and Bipolar Transurethral Resection of the Prostate in Patients With Benign Prostatic Hyperplasia［J］.Korean J Urol,2014,55(1):41-46.

［32］ Netsch C,Stoehrer M,Brüning M,et al. Safety and effectiveness of Thulium VapoEnucleation of the prostate (ThuVEP)in patients on anticoagulant therapy［J］.World J Urol,2014,32(1):165-172.

［33］ 袁丽萌,贾锋.半导体激光的新应用[J].应用激光,2012,32(2):171-173.

［34］ 刘春晓.经尿道前列腺解剖性剜除术的研究进展[J].微创医学,2015,10(3):263-268.

第十五章 骶神经调控术

第一节 概 述

骶神经调控术(sacral neuromodulation,SNM)是一种置入式可程控的骶神经调节系统,用于治疗保守治疗无效或不耐受保守治疗的尿频、尿急、急迫性尿失禁、非梗阻性尿潴留以及便失禁,在接受膀胱扩大或尿流改道等不可逆手术治疗之前,可以尝试的一种新的微创治疗方法。该疗法使用一个可置入的神经刺激器和电极,将电极放置在靠近骶神经处,通过弱电脉冲刺激骶神经,双向调节骶神经支配的膀胱、尿道、直肠、肛管和盆底的神经反射,使异常的神经反射重新达到新的平衡状态,安全而有效地调节尿液的贮存和释放,控制排尿功能障碍的症状,减少排尿次数,减少或者消除漏尿,明显改善患者的生活质量。

第二节 作 用 机 制

机体细胞兴奋的产生和传递都是通过生物电的形式(体液离子的定向流动)完成的。给予机体合适的电刺激可以诱发类似的机体反应,改变机体某些组织、脏器、系统的兴奋性,从而达到治疗目的。因此,电刺激技术主要是基于神经肌肉组织的电兴奋性。弱电脉冲刺激骶神经具有对神经兴奋性内在的抑制效应和重组神经反射的调控能力。神经反射处于过度活跃状态的疾病均适合神经调控疗法。

SNM 的作用机制尚不十分清楚,需要进一步研究。已有研究结果表明 SNM 主要通过影响传入神经通路、大脑功能和神经递质的分泌等产生作用。

1. SNM 对下尿路功能障碍影响的机制

(1) 对于尿频、尿急、急迫性尿失禁患者,SNM 通过刺激骶神经的躯体传入成分抑制膀胱传入活动,阻断异常感觉向脊髓和大脑的传递;抑制中间神经元向脑桥排尿中枢的感觉传递;直接抑制传出通路上的骶副交感节前神经元;还能够抑制膀胱 - 尿道反射,关闭膀胱颈口;这种机制阻止了非随意排尿(反射排尿),但并不抑制随意排尿。

(2) 在非梗阻性尿潴留患者中,SNM 能帮助患者重塑盆底肌功能,获得盆底肌的松弛,启动排尿;同时能够抑制过强的保护性反射,关闭尿道的兴奋作用,促进膀胱排空。

(3) 在神经源性膀胱患者中,SNM 能通过阴部神经传入来抑制膀胱副交感节前神经元、盆神经向膀胱的传出;能激活脊髓中协调膀胱和括约肌功能的中间神经元,排空膀胱;能抑制由 C 纤维传导通路介导的膀胱过度反射。

(4) 在间质性膀胱炎 / 膀胱疼痛综合征患者中,SNM 能减少盆底肌的过度活动,减轻间质性膀胱炎症状;使表皮生长因子和抗增殖因子的水平恢复正常;阻断非正常的 C 纤维活动,抑制脊髓和脊髓上的异常排尿反射。

2. SNM 对肠道功能影响的机制

(1) 躯体 - 内脏反射:通过骶神经根的阴部躯体传入神经纤维介导,激活交感传出,抑制结肠蠕动,激活肛门内括约肌,实现治疗大便失禁的目的;另一些研究却有相反结果,SNM 能激活副交感传出,提高排便频率,促进结肠蠕动,解释了为何 SNM 在慢传输便秘患者中也能取得疗效。

(2) 调节感觉信号的传入:SNM 通过激活躯体传入纤维,抑制 C 纤维的激活,减轻直肠过度活动;抑制排便反射的感觉上行支,阻断感觉信号从直肠向脑桥排便中枢的传递,阻止反射性排便。

(3) 增强肛门外括约肌的活动:研究发现,刺激人类阴部神经能够增强皮质和肛门活动有关的运动区域的反应,提高肛门外括约肌的活动,治疗大便失禁。

第三节　适 应 证

行为治疗和至少一种药物持续 6~12 周治疗失败的患者或者无法进行上述两项治疗的尿频、尿急、急迫性尿失禁、非梗阻性尿潴留、便失禁患者。

第四节　注 意 事 项

1. 术后请随身携带身份识别卡。如需去其他医院或科室就诊,应将体内置入刺激器的情况如实告知。

2. 心脏起搏器或其他装置、电凝刀、体外除颤器、超声设备、热透疗法、放射治疗、磁共振(MRI)以及体外冲击波碎石术(ESWL)等医疗设备可能会损害刺激器或电极。

3. 跳伞和潜水等行为可能会损害刺激器或电极:海拔不是问题,但突然急拉降落伞可能会导致设备的损坏;水下10m(33英尺)的压力或者超过2.0大气压(ATA)可能会损坏设备。

4. 当系统打开时请不要开车和使用电动工具。如需开车或使用电动工具时,需将刺激电压调至零或关闭刺激器。

5. 大多数家具不会影响神经刺激器的运行。过于接近少量有永磁铁的设备(如扬声器或冰箱门)时可能会关闭或打开神经刺激器。

6. 机场安全门、商店防盗门也会关闭或打开神经刺激器,过于接近时机体可能会感到短暂的刺激增强(冲击感或震荡感),此时可使用身份识别卡获取帮助。

7. 过于接近工业电子设备(如电焊机、感应炉)及高压电线时会干扰神经刺激器正常运作。

第五节 术 前 准 备

1. **病史回顾** 明确手术指征,检查腰骶部皮肤情况。必要时进行腰骶部磁共振检查,判断是否合并存在腰骶部神经系统疾病。术前应停用抗凝药物1周,但PNE电极置入无需停用抗凝药。

2. **术前评估** 对于尿频、尿急、急迫性尿失禁患者,术前收集2~3天患者排尿日记作为基线状态,以便术后随访对照。对于非梗阻性尿潴留患者,术前进行残余尿量测定,并记录间歇性自家导尿日记作为基线状态。特定的患者,尤其是合并有神经系统疾病的患者可以在术前进行尿流动力学检查或影像尿流动力学检查。合并骶尾部畸形的患者术前可以进行骨盆CT融合MRI三维重建(图15-1)。术前常规观察手术区周围皮肤有无破损、湿疹、皮炎、疖肿、毛囊炎及瘢痕。

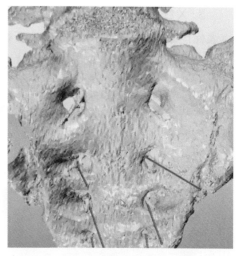

图15-1 骨盆CT融合MRI三维重建显示骶尾部神经走行

骶$_3$神经从S$_3$骶前孔的内上方出骶孔,呈外八字向前向下向外继续走行(此图由顾寅珺医生提供)

3. **术前谈话** 了解和建立患者恰当的期望值,充分沟通手术风险和获益后,征询患者及家属的意愿。如果患者愿意接受神经调控手术,向患者介绍手术步骤以及术中需要配合的测试评估。患者应具备相应的经济承受能力。

第六节　手　术　步　骤

骶神经调控术分为两个阶段：第一阶段（Ⅰ期），骶神经调控电极置入术，术后进行体外测试体验。第二阶段（Ⅱ期），骶神经刺激器置入术。其中，S_3骶孔定位是Ⅰ期骶神经调控电极置入术中最关键的步骤。

一、S_3骶孔定位方法

1. **触诊法定位**　患者取俯卧位，手法触及双侧坐骨切迹，连线标记。标记骶正中线。两者交点旁开2cm即双侧S_3骶神经孔的位置。多用于门诊PNE电极置入（图15-2）。定位精准度不高，但是操作简单，无需X线透视辅助。

2. **9cm法定位**　患者取俯卧位，手法触诊尾骨末端尖部，沿骶正中线向上测量9cm，左右旁开2cm即双侧S_3位置（图15-3）。多用于门诊PNE电极置入。定位精准度不高，但是操作简单，无需X线透视辅助。

3. **X线透视下十字定位法**　患者取俯卧位，前后位透视下，以金属丝状物或穿刺针在体表标记骶骨中线及双侧骶髂关节下端连线，两者交点左右旁开2cm即为双侧S_3位置；穿刺入针点通常定于该位置上方2cm，与皮肤表面呈60°斜向下方进行穿刺。侧位透视下，自骶岬向下数第三个骨融合线为S_3骶神经孔所在位置，即骶骨前缘与髂阴影交界点下方第一个小丘样突起（Hillock结构，图15-4）。X线透视下十字定位法是目前国际上和国内最常用的定位方法，需要X线透视辅助，定位精准度较高。

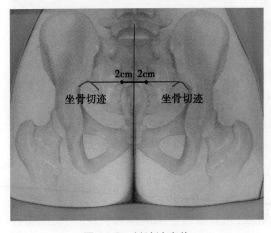

图15-2　触诊法定位

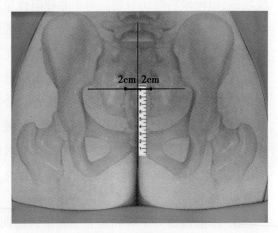

图15-3　9cm法定位

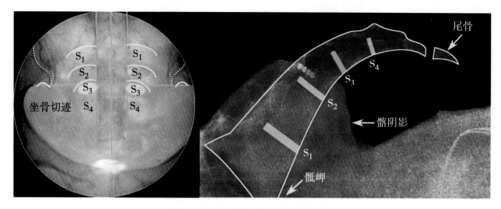

图 15-4　X 线透视下十字定位法

4. X 线透视下内上缘定位法　术者应熟悉骶骨解剖(图 15-1)。患者取俯卧位,前后位透视下,以金属丝状物或穿刺针在体表分别标记通过 S_3 内侧缘的骶正中线平行线,与双侧骶髂关节下端连线的相交点即为双侧 S_3 位置(图 15-5)。穿刺入针点通常定于该位置上方 1~2cm(根据患者胖瘦程度决定),垂直皮肤入针进行穿刺,探及骶骨表面后沿 S_3 内侧缘标记线方向逐渐向下改变穿刺方向,直至探及 S_3 上侧缘;随后向内侧改变穿刺方向,确定是否已处于 S_3 内侧缘。侧位透视下,辨认 S_3 骶神经孔所在位置,调整入针点位置,最终实现穿刺针平行于 S_3 骨融合面并通过 S_3 Hillock 上缘,同时前后位透视提示穿刺针通过 S_3 内侧缘且平行于骶正中线(图 15-6)。内上缘定位法是目前国际上最新的定位方法,需要 X 线透视辅助,可以精准定位骶 3 神经出 S_3 前孔的位置(图 15-7)。

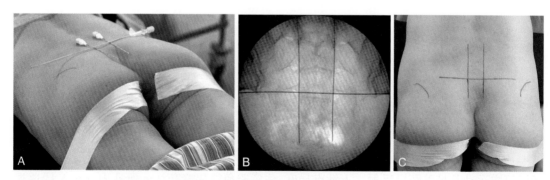

图 15-5　前后位透视图

A. 使用金属丝状物或穿刺针在体表定位;B. 前后位透视可见纵行金属标记线为通过 S_3 内侧缘的骶正中线平行线,横行金属标记线为双侧骶髂关节下端连线;C. 皮肤标记线

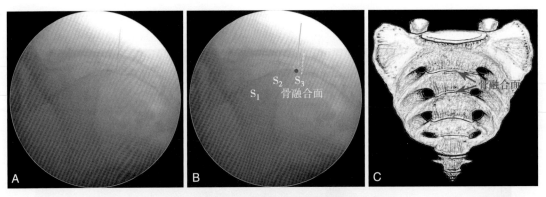

图 15-6 侧位透视示意图

A. 侧位透视(穿刺针在位);B. 侧位透视下定位 S_3 骨融合面及理想的穿刺位置和方向;C. 骨融合面示意图

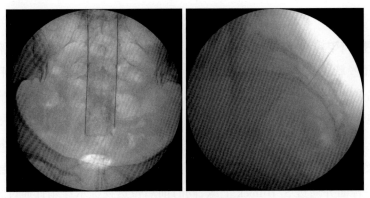

图 15-7 穿刺针最佳位置

前后位透视提示穿刺针通过 S_3 内侧缘且平行于骶正中线,同时侧位透视提示穿刺针平行于 S_3 骨融合面并通过 S_3 Hillock 上缘

二、标准手术步骤

1. **麻醉** 局部麻醉或全身麻醉。第一阶段如采用全身麻醉,禁用肌松剂,以便术中观察运动应答。

2. **第一阶段,骶神经调控电极置入术 + 体外测试** 患者取俯卧位,下腹部垫高,使骶部后表面位于水平位。小腿稍垫高,使膝关节屈曲,保证足趾悬空。通过内上缘定位法做皮肤标记,确定入针点。骶尾部术野常规消毒、铺巾,注意暴露肛门区及足部,以便术中观察会阴部风箱样运动及足趾跖屈反射。入针点局麻,注意避免将局麻药注入骶孔内。在 X 线透视辅助下进行穿刺,最终实现侧位透视穿刺针平行于 S_3 骨融合面并通过 S_3 Hillock 上缘,同时前后位透视提示穿刺针通过 S_3 内侧缘且平行于骶正中线(解剖定位)。连接测试电缆并开启临时刺激器,通过轻微插拔穿刺针微调穿刺针针尖所在位置,观察运动应答和感觉应答(功能定位)。一般出现最明显的应答时,穿刺针针尖刚好平齐骶骨前表面,说明穿刺针针尖正好平齐骶 3 神经出 S_3 前孔的位置。确定穿刺针位置正确(解剖定位理想,且功能应答良好)后,在皮肤穿刺部位略切开扩大。拔除穿刺针导芯,插入深度指示针至对齐线,一手固定指示针,一手撤出穿刺针。将内含扩张器的电极传送鞘管沿深度指示针置入 S_3 骶神经孔中,X线侧位透视确定鞘管深度标记点位于骶孔层面 1/2 厚度处,拔除扩张器及深度指示针,仅保留电极传送鞘管。沿传送鞘管置入电极,适当旋转电极调整至最佳位置:前后位透视显示电极自 S_3 骶孔内侧缘始,呈自内上向外下的"外八字"形,触点和间距长度由上至下越来越宽;侧位透视电极平行 S_3 骨融合面,自 Hillock 上缘出 S_3 骶孔前缘,2# 和 3# 触点跨骶骨前缘两侧,电极向前向下走行,触点和间距长度由上至下越来越窄(图 15-8)。测试各个触点的运动应答及感觉应答,如果各个触点起效电压均低于 2V,术后程控相对较为方便,第二阶段转化率较高,且可降低第二阶段刺激器刺激参数和能源的损耗,从而使电池寿命最大化。其后,保持电极位置不变,撤出传送鞘,释放自固定翼将电极固定于棘上韧带 / 肌肉。在电极同侧臀部外上方拟置入第二阶段骶神经刺激器处做横行 3cm 切口,钝性分离至深筋膜浅层。用皮下隧道器将倒刺电极尾端引入该切口,无菌蒸馏水湿纱布填塞创面止血。将电极尾端完全插入经皮延伸导线固定螺丝接头中,用抗扭力扳手顺时针——旋紧四个固定螺丝,直至听到咔嗒声。切记不要逆时针旋转将固定螺丝旋下,以免遗失。将透明保护套滑动入位,全部盖住电极和延伸导线连接部位,并用丝线结扎固定。将经皮延伸导线经皮下隧道引至对侧腰骶部皮肤外。选择加长隧道传输信号主要是为避免第二阶段囊袋处发生感染。3-0 可吸收线间断缝合臀部切口皮下组织,4-0 可吸收线皮内缝合关闭切口。同时关闭电极置入切口。

术中注意事项:手术过程中切勿使用尖锐物品接触电极,严格保护电极避免牵拉、钳夹、弯折等行为。必要时术中可使用双极电凝止血,切勿使用单极电凝设备以免损伤电极。术中切勿使用生理盐水或离子液避免短路,产品连接前应先后使用无菌蒸馏水湿纱布和干纱

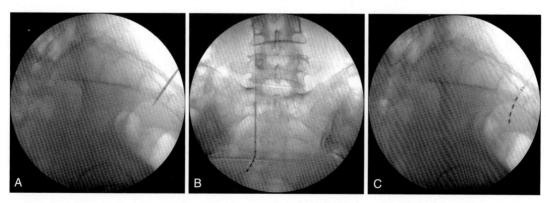

图 15-8　电极最佳位置

A. X 线侧位透视确定内含扩张器的电极传送鞘管标记点位于骶孔层面二分之一厚度处;B. 前后位透视显示电极自 S_3 骶孔内侧缘始,呈自内上向外下的"外八字"形,触点和间距长度由上至下越来越宽;C. 侧位透视电极平行 S_3 骨融合面,自 Hillock 上缘出 S_3 骶孔前缘,电极向前向下走行,触点和间距长度由上至下越来越窄。

布擦拭电极表面残留血迹或体液,如果体液漏进机器可能导致患者休克、烧伤、置入部位激惹、间断刺激或无刺激。围手术期静脉使用抗生素预防感染。

3. **第二阶段,骶神经刺激器置入术**　患者取俯卧位。用血管钳钳夹固定经皮延伸导线出皮肤处,以免导线内缩引起逆行性感染。原臀部切口处做长5cm切口,钝性分离皮下组织寻找电极及经皮延伸导线连接处,剪断连接处延伸导线(注意千万不要错剪电极),经皮取出离断的延伸导线。于切口深筋膜浅层钝性分离出与骶神经刺激器相似大小的平行于皮肤的间隙作为囊袋,无菌蒸馏水湿纱布填塞创面止血。将电极与原连接处分离后,连接至骶神经刺激器,确认囊袋无活动性出血,确保电极无张力连接后,将刺激器置入囊袋内,透视识别机器编码应朝向外侧。电极应置于刺激器下方,切勿放置在刺激器表面,以免以后打开原切口时损伤电极。测试阻抗为正常范围内后,关闭切口。

术中注意事项:除严格遵循第一阶段术中提及的各注意事项外,手术过程中传递刺激器时切勿从高处坠落以免损坏。如果患者还置入有其他部位的神经电刺激器(如起搏器),两者距离应保持大于20cm,以免互相干扰。使用医用程控仪测试阻抗时,应使用无菌保护套,医用程控仪本身不能进行灭菌处理,否则可损坏设备。围手术期静脉使用抗生素。

4. **电极拔除术**　当第一阶段手术后任何症状的改善均未达50%且患者不希望继续接受骶神经调控疗法时;或置入电极发生感染时,需要进行电极拔除术。用血管钳钳夹固定经皮延伸导线出皮肤处,以免导线内缩引起逆行性感染。打开原臀部切口,钝性分离皮下组织寻找电极及经皮延伸导线连接处,剪断连接处延伸导线及电极,经皮取出离断的延伸导线。打开原电极置入切口,探查电极位置,如寻找困难,可以牵拉臀部切口内的电极尾端帮助定位。用血管钳头端挑起原电极置入切口处电极,从原皮下隧道挑出体外,顺原穿刺方向将电极拔出体外。如果电极置入时间较长,周围纤维化明显,可用电刀沿电极方向进行适当分离后取出。在电极内置入导丝原则上可以避免拉长电极,增加完整取出电极的成功率。分别关闭原臀部切口和原电极置入切口。

5. **刺激器取出术**　当刺激器能源耗竭无法继续产生疗效时,需要进行刺激器取出术,并同时置入新刺激器。此时如果发现电极阻抗异常增高,可能影响新置入刺激器电池寿命时,同时行电极拔除术及新电极置入术。如果原刺激器发生感染或者裸露,禁忌原位置入新刺激器,建议于对侧重新置入。当患者由于特定疾病病情需要行MRI,检查前需同时进行刺激器取出术及电极拔除术,术中尽可能完整取出电极,避免电极断裂、残留。打开原臀部切口,寻找刺激器,分离电极与刺激器,取出刺激器。十字切开囊袋底部促进新鲜组织长入囊袋(包括刺激器取出术和刺激器更换术)(图15-9)。关闭切口。对于感染伤口可在囊袋底

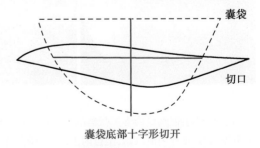

图 15-9　刺激器取出术和刺激器更换术中,对囊袋底部的处理示意图

部留置皮片引流,关闭切口后用棉垫加压包扎,12~48 小时内拔除皮片。

6. 双侧电极置入术 + 骶神经刺激器置入术　没有高级别证据显示双侧置入长期疗效优于单侧置入,但是双侧置入起效时间较单侧置入缩短。如果考虑双侧电极置入体外测试,保留效果更佳的一侧电极置入永久刺激器,置入电极时可将双侧电极经皮下隧道引至同侧臀部切口,连接经皮延伸导线时用不同颜色线结扎(蓝色和黑色),同时标记体外临时刺激器,并记录在案,以便体外测试及骶神经刺激器置入时区别不同侧别。

三、术中应答(图 15-10)

骶神经	运动应答		感觉应答
	盆底	下肢	
S_2	肛门括约肌的表浅收缩	整个足部的跖屈反射,小腿腓肠肌收缩,大腿/臀的旋转运动	阴茎根部或阴道的收缩感
S_3	会阴部风箱样运动	大踇趾跖屈反射,偶伴其他足趾跖屈反射	直肠牵拉感,向前延伸至阴囊或阴唇
S_4	会阴部风箱样运动	无下肢运动反射	仅直肠牵拉感

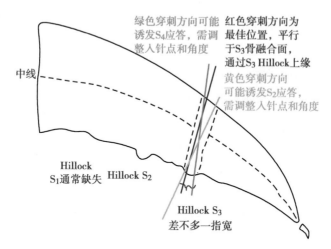

图 15-10　术中观察到的应答反应需结合 X 线透视下术中定位情况综合判断穿刺针所在的位置

即使穿刺针进入 S_3,由于穿刺方向不同,也可能引起不同的应答反应,可以通过上下微调入针点位置获得最佳穿刺方向。

四、故障排除

1. 术中故障排除

(1) 如果只有会阴部风箱样运动，没有踇屈反射，可能在 S_4，也可能在 S_3 但是穿刺角度过于向下倾斜，可以重新调整入针点和穿刺角度进行穿刺。

(2) 如果在起效电压已出现下肢运动应答，可能在 S_2，也可能在 S_3 但是穿刺角度过于向上倾斜，可以重新调整入针点和穿刺角度进行穿刺。

(3) 如果第二次穿刺效果不如第一次，调出第一次穿刺 X 线片对照入针位置，重新穿刺。

(4) 术中测试一般使用 1~2V，主要观察运动应答。在全麻状态(不用肌松药)下，如术中透视提示穿刺位置佳，但反复测试无任何应答，疑似临时刺激器故障时，可以将穿刺针插入臀肌，打开刺激器观察臀肌是否有阵发性收缩，以测试刺激器是否正常工作。

(5) 如术中透视提示穿刺位置佳，但反复测试无任何应答，可考虑继续手术，观察后续效果。局麻药浸润至骶神经周围或局部出血形成血肿包裹电极触点可导致术中应答消失，待术后局麻药失效或血肿吸收后可恢复应答。

(6) 如果穿刺过程中出现理想应答，置入电极后应答不明显或突然完全消失，可取出电极，沿传送鞘置入深度指示针，在指示针引导下重新置入穿刺针，观察理想应答是否还存在，如果穿刺针仍然无法诱发应答，可能是局麻药浸润至骶神经周围或局部出血形成血肿，考虑继续手术；如果穿刺针诱发出理想应答，可能电极故障，建议更换新电极；如果新电极仍然无法诱发应答，可以考虑继续手术。

2. 第一阶段术后故障排除

(1) 电极感染：如发现经皮延伸导线自皮肤穿出部位及皮肤切口处有红肿、脓性分泌物等情况，经积极抗感染治疗无效者，需拔除电极。

(2) 临时延伸导线故障：如果主客观症状均有显著改善，直接进入第二阶段；如果改善仍不明显，原切口打开，更换临时延伸导线继续体验。

(3) 疗效模糊/反复：调整参数；如发现临时刺激器电量不足，应及时更换电池；如术后初始疗效佳，大幅度动作后疗效下降，建议摄片观察电极位置是否已经发生移位。如果确是如此，或电极位置并非最理想内上侧缘位置，可考虑再次手术，置入新电极，修正电极位置。

3. 第二阶段术后故障排除

(1) 刺激器感染：刺激器置入后，根据感染发生的时间分类，可分为早期感染和晚期感染，早期感染需用抗生素治疗，必要时手术干预；晚期感染往往需要移除刺激器或整套装置。

(2) 装置故障：可能需要移除装置或更换装置。

(3) 疗效减退或副作用发生：通过改变设置参数改变疗效，如：电极触点组合、脉冲宽度、波幅、模式或极性；如反复调整参数疗效欠佳，建议摄片观察电极位置是否已经发生移位，如确因移位引起，可考虑再次手术置入新电极；如发现刺激器电量不足，更换刺激器；如发现电极阻抗过大,更换电极。

五、其他技术引导下的骶神经电极置入术

国内已有学者创新性利用 3D 打印技术,融合 CT 或 MR 影像技术,定制出可辅助穿刺与电极置入的 3D 导航模板,使手术时间以及患者、术者 X 线暴露时间减少。对于骶骨畸形、骶孔狭小或骶骨缺失等患者可考虑实施 3D 打印技术辅助下的电极置入术。此外,B 超引导下电极置入术可避免 X 线暴露,国内已有学者使用该技术并获得良好疗效。

第七节 术后程控与随访管理

一、术后程控

程控原则:以患者症状改善为首要考虑因素,其次是避免刺激不适感、减少不良反应,在保证疗效的前提下应尽可能建议使用最省电的刺激方案。

1. 第一阶段(Ⅰ期)术后程控 此阶段程控以确认疗效为主要目的。

参数设置:采用连续方波刺激,初始脉宽 $210\mu s$,初始频率 14Hz。

国际常用触点组合列表:

	C1	C2	C3	C4	C5	C6	C7
0#	−		+	+	−		+
1#		−					
2#			−				
3#	+	+		−	+	+	−

(1) 手术后第 1 天开始每 2 天随访一次,如果所有症状改善均低于 50%,更换一组参数,每 2 天调整一组参数。术后 2 周所有症状改善均未达 50% 且患者不希望继续接受骶神经调控疗法时则行电极拔除术。

(2) 如果任一症状改善不低于 50%,无需继续调整参数,体外测试满 2 周后行第二阶段骶神经刺激器永久置入术。

(3) 除上述国际常用触点组合,也有学者使用其他触点组合,如术中测试运动应答起效电压并记录在案,选起效电压最小值所在的触点作为负极,距该触点最远的触点作为正极。例 0#:2.5;1#:2.5;2#:0.9;3#:0.9。选择起效电压最小值所在的触点作为负极,即 2# 或 3# 触点;选择距该触点最远的触点作为正极,即 0# 触点。此外,触点组合选择也需要结合患者感

觉应答综合判断。

2. **第二阶段(Ⅱ期)术后程控**　应遵循程控原则,以患者获得最佳症状改善为目的。具体程控方法和参数设置与第一阶段体验相同。

(1)术后初次开机程控,可依据体验期测试使用的最佳方案,设置为当前激活的程序,再设置2~3组程序作为备用,并给予患者一定范围内参数调整的权限。必要时患者可使用患者程控仪自行切换程序。

(2)如果第二组参数经常用,但效果不理想,则更换第二组参数,保留其余参数,并做记录。建议各组参数都进行尝试。

(3)治疗过程中可能会存在神经适应性,患者感觉应答渐减弱甚至消失,但原则上不影响术后疗效的持续存在,可以继续使用原参数治疗。

(4)详细记录每次程控数据,包括患者基本信息;前次随访至今使用最多的参数组别及疗效;前次设置的和此次设置的触点组合、脉冲宽度、波幅、电压、模式;电极阻抗;剩余电量和电池寿命。查看电池寿命时注意调整电压参数,不同电压数对应的预期寿命也会相应不同。

二、第二阶段术后随访管理

若患者病情无特殊,一般推荐术后第1、6、12个月各随访1次,此后每12个月随访1次。若患者出现不适症状、疗效减退、产品故障等情况,则需立即来院复查。随访时根据患者实际情况随访以下内容:病史回顾;对于尿频、尿急、急迫性尿失禁患者,收集2~3天患者排尿日记与术前对照;对于非梗阻性尿潴留患者,进行残余尿量测定,并记录间歇性自家导尿日记与术前对照;特定的患者,尤其是合并有神经系统疾病的患者可以复查尿流动力学检查或影像尿流动力学检查与术前对照。每次随访均应进行程控,患者应随身携带家用程控仪。家用程控仪平时不用时应取出电池,以免长期不用电池锈蚀其中,损坏程控仪。

三、并发症与预防措施

并发症包括刺激感觉变化、置入部位疼痛、新发疼痛、肠道功能变化、月经周期改变、短暂轻度的电击感、腿部不自主活动、疗效丧失、电极移位/断裂、电极感染、刺激器囊袋感染、刺激器裸露、电池耗尽、电磁干扰等,除少数并发症需要取出/更换设备外,大部分的并发症可以通过调整程控参数得以解决。目前尚未发现有危及生命的严重并发症发生。

第八节　并发症及处理

---

1. **感染**　第一阶段术后应避免坐浴和淋浴,可以擦洗,但需要注意保持电极周围区域以及体外测试刺激器处于干燥环境,尤其是经皮延伸导线出体表的位置,避免上述区域出

汗,可以避免感染发生。采用皮内缝合臀部切口可以有效降低术后感染发生率。

2. 电极移位/断裂　第一阶段术后 3 个月内限制体力活动在较低或中度水平;避免性生活;避免弯曲、伸展运动或举起任何重物,可以避免因过度活动引起的电极移位/断裂导致的刺激突增、突减或突然消失。

3. 刺激器裸露　制作囊袋时应于切口深筋膜浅层钝性分离出与骶神经刺激器相似大小的平行于皮肤的间隙作为囊袋,囊袋表层皮下组织厚度 2~2.5cm,一般切口上方分离 1/3囊袋,切口下方分离 2/3囊袋。术后应避免外力长期压迫或摩擦刺激器部位,比如皮带、腰间悬挂的钥匙等,以免裸露发生。

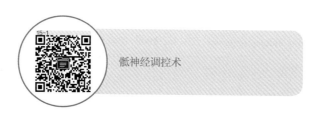

骶神经调控术

（李佳怡）

参考文献

［1］　De Wachter S,Vaganee D,Kessler T M. Sacral Neuromodulation:Mechanism of Action. Eur Urol Focus, 2020,6(5):823-825.

［2］　Southwell B R. Electro-Neuromodulation for Colonic Disorders-Review of Meta-Analyses,Systematic Reviews,and RCTs. Neuromodulation,2020,23(8):1061-1081.

［3］　Zegrea A,Kirss J,Pinta T,et al. Outcomes of sacral neuromodulation for chronic pelvic pain:a Finnish national multicenter study. Tech Coloproctol,2020(24):215-220.

［4］　Szymański J K,Słabuszewska-Jóźwiak A,Zaręba K,et al. Neuromodulation-a therapeutic option for refractory overactive bladder. A recent literature review. Wideochir Inne Tech Maloinwazyjne,2019,14(4):476-485.

［5］　Dodge N A,Linder B J. Techniques for optimizing lead placement during sacral neuromodulation. Int Urogynecol J,2020,31(5):1049-1051.

［6］　Haraway A M,Clemens J Q,He C,et al. Differences in sacral neuromodulation device infection rates based on preoperative antibiotic selection. Int Urogynecol J,2013,24(12):2081-2085.

［7］　Apostolidis A. Neuromodulation for intractable OAB. Neurourol Urodyn,2011,30(5):766-770.

［8］　Garg T,Machi G,Guralnick M L,et al. Sacral neuromodulation for urinary retention after pelvic plexus injury. Urology,2007,70(4):811.e11-2.

［9］　Oerlemans D J,van Kerrebroeck P E. Sacral nerve stimulation for neuromodulation of the lower urinary tract. Neurourol Urodyn,2008,27(1):28-33.

［10］　Peters K M. Neuromodulation for the treatment of refractory interstitial cystitis. Rev Urol,2002,4 Suppl 1: S36-43.

［11］　Hijaz A,Vasavada S. Complications and troubleshooting of sacral neuromodulation therapy. Urol Clin North Am,2005,32(1):65-69.

[12] Siddiqui N Y, Wu J M, Amundsen C L. Efficacy and adverse events of sacral nerve stimulation for overactive bladder: a systematic review. Neurourol Urodyn, 2010, 29: S18-S23.

[13] Guralnick M L, Benouni S, O'Connor R C, et al. Characteristics of infections in patients undergoing staged implantation for sacral nerve stimulation. Urology, 2007, 69: 1073-1076.

[14] Pannek J, Grigoleit U, Hinkel A. Bacterial contamination of test stimulation leads during percutaneous nerve stimulation. Urology, 2005, 65: 1096-1098.

[15] Haraway A M, Clemens J Q, He C. Differences in sacral neuromodulation device infection rates based on preoperative antibiotic selection. Int Urogynecol J, 2013, 24 (12): 2081-2085.

[16] Doublet J D, Sotto A, Escaravage L. Guidelines from the Infectious Disease Committee of the French Association of Urology and The Neuro-Urology Committee of the AFU: antibiotic prophylaxis for sacral neuromodulation. Prog Urol, 2013, 23 (10): 849-855.

[17] Huwyler M, Kiss G, Burkhard F C. Microbiological tined-lead examination: does prolonged sacral neuromodulation testing induce infection?. BJU Int, 2009, 104 (5): 646-650.

第十六章　清洁间歇自家导尿

第一节　概　述

　　Guttmann 在 1947 年提出了脊髓损伤治疗中的无菌间歇导尿术,但在当时没有被广泛接受。Cormarr(1972)把这项技术介绍给了缺乏医疗辅助人员的 Rancho 医院,让技术员给截瘫患者间歇导尿,使间歇无菌导尿术在截瘫患者中发展起来。Lapides(1972)等人在 14 个因为膀胱神经功能障碍有大量残余尿的患者上继续研究了间歇自家导尿技术,这些患者既往有多次泌尿系感染病史,感染考虑是膀胱张力增高导致。Lapides(1972)等人进一步认为膀胱完全排空可以使得膀胱壁的天然防御机制免疫导尿时细菌的侵入,为清洁间歇自家导尿提供依据。

第二节　操作前准备

1. 必备物品

　　(1) 自家间歇导尿管(图 16-1),保护套,消毒液,清洁棉,湿纸巾。

　　(2) 润滑剂,500ml 量杯,排尿日记。

2. 消毒

　　(1) 消毒液:醋酸氯己定。

　　(2) 将消毒液倒进自行导尿管保护套浸泡导尿管,注意每 24 小时更换消毒液,每 3 天清洗保护套。

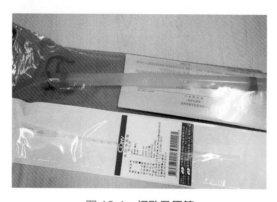

图 16-1　间歇导尿管

(3) 每3个月更换自行导尿套装。

第三节 男性操作步骤

1. 六步洗手法洗手(图 16-2)。
2. 用湿纸巾或清洁棉擦拭尿道外口,由内向外(图 16-3)。
3. 将自行导尿管从保护套中抽出,用水冲洗(图 16-4)。
4. 可将润滑剂(水)涂抹在导尿管外侧。
5. 将导尿管插入尿道 20~25cm 处。
6. 打开顶盖将尿液排出(图 16-5)。
7. 排净尿液后将导尿管缓慢拔出(图 16-6)。
8. 用流水冲洗导尿管或用清洁的湿纸巾擦净导尿管(图 16-7)。
9. 按上顶盖放回装有消毒液的保护套中(图 16-8)。

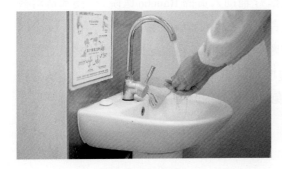

图 16-2 洗手

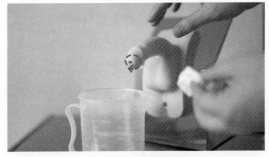

图 16-3 尿道口消毒

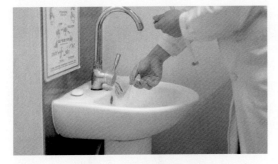

图 16-4 清洗间歇导尿管

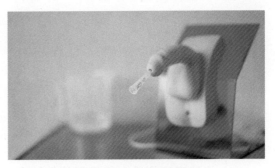

图 16-5 将尿液导出

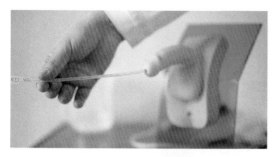

图 16-6　拔出尿管

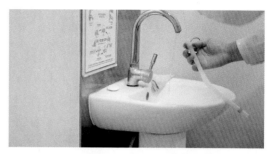

图 16-7　擦净导尿管

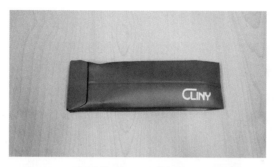

图 16-8　导尿管放回装有消毒液的保护套中

第四节　女性操作步骤

1. 六步洗手法洗手。

2. 用湿纸巾或清洁棉擦拭外阴和尿道口区域,先由内向外清洁外阴(图 16-9),再由上到下清洁尿道口(图 16-10)。

3. 将自行导尿管从保护套中抽出,用水冲洗。

4. 单手扒开外阴,将导尿管插入尿道 5~10cm(图 16-11)。

5. 打开顶盖将尿液排出(图 16-12)。

6. 排净尿液后将导尿管缓慢拔出。

7. 用流水冲洗导尿管或用清洁的湿纸巾擦净导尿管。

8. 按上顶盖,将间歇导尿管放回装有消毒液的保护套中。

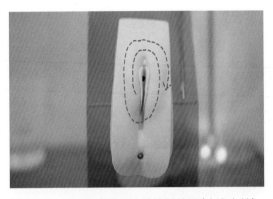

图 16-9 用湿纸巾或清洁棉擦拭外阴（由内向外）

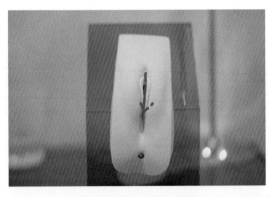

图 16-10 用湿纸巾或清洁棉擦拭尿道口（由上到下）

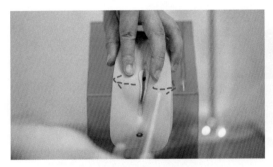

图 16-11 将导尿管插入 5~10cm

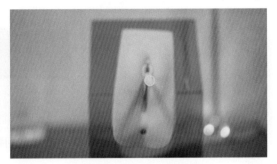

图 16-12 将尿液排出

第五节 间歇导尿的注意事项

1. 按规律排空膀胱。

不能排尿	每 4~6 小时导尿 1 次
有残余尿	根据残余尿的多少,确定个体化导尿次数

2. 及时记录排尿日记,监控排尿。

3. 饮酒、饮茶时,会较快产生尿液,应提前导尿。

4. 注意个人卫生,每天清洗外阴。

5. 每天摄入量控制在 1 500~1 800ml。

6. 如出现血尿、发热、腰痛等现象,及时就医。

—— 第六节　并　发　症 ——

1. **泌尿系感染**　Lapides 等人(1976)报道 59% 的患者有泌尿系感染,Maynard 和 Glass (1987)报道 32% 患者在 CISC 期间仅出现不超过 1 次感染。无症状患者取导管尿做细菌检查,47%(Whitelaw,1987)~66%(Lapides,1974)无细菌生长。Guttman 和 Frankel(1966)年报道清洁间歇自家导尿,男性无菌尿 62%,女性 49%。

2. **其他并发症**　附睾炎发生率为 2%(Lapides,1976)~9%(Maynard 和 Glass,1987);已报道尿道狭窄发生率:2/19(Whitelaw,1987),2/34(Maynard 和 Glass,1987);假道形成发生率为 1/34(Maynard 和 Glass,1987);不舒适发生率为 14%(Murray,1984)。

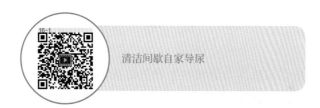

清洁间歇自家导尿

（孙屹然　陈京文　许克新）

参考文献

［1］ Cobussen-Boekhorst H,Hermeling E,Heesakkers J,et al. Patients' experience with intermittent catheterisation in everyday life. J Clin Nurs,2016,25(9-10):1253-1261.

［2］ McClurg D,Walker K,Pickard R,et al. Participant experiences of clean intermittent self-catheterisation, urinary tract infections and antibiotic use on the ANTIC trial-A qualitative study.Int J Nurs Stud,2018,(81): 1-7.

［3］ Mazzo A,Pecci G L,Fumincelli L,et al. Intermittent urethral catheterisation:the reality of the lubricants and catheters in the clinical practice of a Brazilian service. J Clin Nurs,2016,25(21-22):3382-3390.

［4］ Logan K. An exploration of men's experiences of learning intermittent self-catheterisation with a silicone catheter. Br J Nurs,2020,29(2):84-90.

［5］ Feng D,Cheng L,Bai Y,et al. Outcomes comparison of hydrophilic and non-hydrophilic catheters for patients with intermittent catheterization:An updated meta-analysis. Asian J Surg,2020,43(5):633-635.

［6］ Shen X,Wang C L,Wu W Y,et al. Effects of clean intermittent self-catheterization on late bladder dysfunction after radical hysterectomy in cervical cancer. J Int Med Res,2020,48(4):300060519885546.

第十七章 尿流动力学检查

第一节 概　　述

尿流动力学检查依据尿流体力学和电生理学的基本原理和方法,模拟储尿和排尿的过程,检测下尿路各部压力、流率及生物电活动,从而了解下尿路储尿和排尿的功能和机制,以及排尿功能障碍的病理生理学变化。全面的尿流动力学检查,是直观量化下尿路功能较为理想的方法。其目的是通过尿流动力学检查来实现患者对疾病主诉的再现,确认膀胱在储尿和排尿过程中下尿路功能性障碍的可能病因。

第二节　适应证和检查前准备

一、适应证

尿流动力学检查属有创检查,应掌握适当的适应证。一般通过病史、查体及无创辅助检查能明确诊断的患者无需行尿流动力学检查;患有复杂的下尿路症状、既往治疗效果不佳或准备接受有创治疗时应考虑尿流动力学检查;神经源膀胱患者一般需要行尿流动力学检查,以作为治疗的依据。

由于不同的尿流动力学检查项目具有一定的针对性,应选择适当的检查项目。在选择检查项目时应深入了解患者的病史、体征及其他辅助检查结果,争取选择的检查项目更具有针对性。

二、检查前准备

1. 检查前准备　500ml 生理盐水(两袋,冬季需预热至 20℃左右)挂在仪器上端,连接检测仪器注水泵管及测压管路,注水,排空管道内空气。

2. 确认患者信息,录入患者下尿路相关的主诉和病史。

第三节　步　骤

1. 自由尿流率检测

(1) 检查姿势:男性采用截石位或站位(图 17-1),女性采用截石位。

(2) 排尿至检测容器中,完成自由尿流率检测(图 17-2)。

2. 储尿期及排尿期功能的检测

(1) 以截石位将尿道测压导管插入尿道(图 17-3),排空膀胱测量残余尿量,连接膀胱内压测压传感器(图 17-4)。

(2) 润滑直肠球囊测压导管顶端,插入肛门 10~15cm,到达直肠壶腹。外用胶布固定导管。抽出测压管球囊中的空气,同时注入 2ml 生理盐水,通过测压管路连接腹压测压传感器(图 17-5)。

(3)(水导)调整测压传感器与患者耻骨联合下缘处平行,调整传感器上的三通管使膀胱与大气相通,维持膀胱压恒定(气导模式无需调整)(图 17-6)。

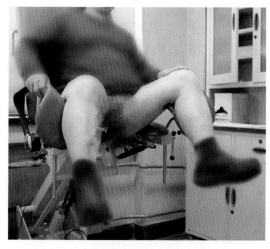

图 17-1　男性患者尿流动力学检查的体位

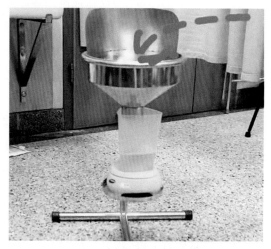

图 17-2　自由尿流率检测仪

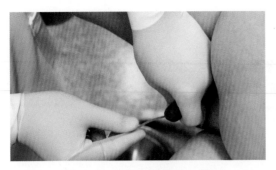

图 17-3　留置检测尿管（男性）

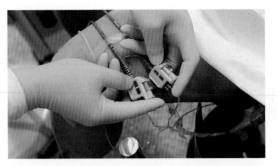

图 17-4　连接膀胱内压测压传感器

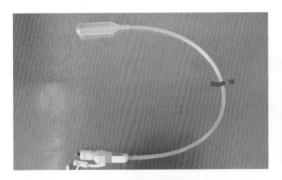

图 17-5　腹压测压管

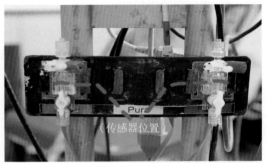

图 17-6　调整传感器上的三通管使膀胱与大气相通

（4）调零（水导）

第一步：调整传感器上的三通阀门，使膀胱与周围环境气压相通，点击面板上的"膀胱压"，再点击"全部归零"使仪器强制归零。

第二步：调整传感器上的三通阀门使膀胱与生理盐水相通，先点击面板上的"逼尿肌压"，再点击"归零"，使膀胱压和腹压水平恒定（气导模式测压无需调"0"）（图 17-7）。

（5）嘱患者轻咳，检查膀胱压和腹压变化是否一致，一致则进行下一步操作，不一致则重复上述调零步骤。

（6）开始灌注，灌注速度 50ml/min，视患者情况进行调整，观察膀胱压力是否平稳，患者是否有尿意，记录初始感觉、初始尿意、急迫尿意及膀胱最大容量，记录膀胱顺应性变化，灌注至膀胱最大容量或 400ml，嘱患者排尿，记录尿流曲线（图 17-8）。

（7）主诉有压力性尿失禁的患者，灌注至 250~300ml 时需观察捕捉漏尿点，嘱患者咳嗽，观察是否有尿液流出；嘱患者做 Valsava 动作，观察是否有尿液流出。

（8）结合患者主诉、病史及检测情况，进行结果分析，进行尿流动力学检查。

（9）拔除管路，清洁患者外阴，结束检查。

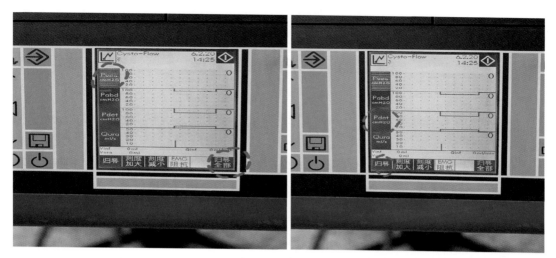

图 17-7　调零

先点击面板上的"逼尿肌压",再点击"归零"

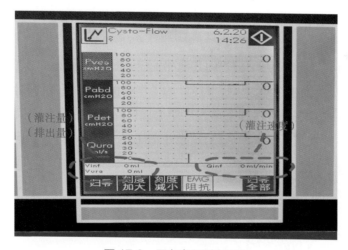

图 17-8　压力容积测定界面

第四节　注意事项

1. 患者在检查前 10 小时内应排空大便,直肠有大便会直接导致检查结果的不准确及检查的彻底失败。

2. 检查前完善一般情况评估、血常规、尿常规,如有泌尿系感染、发热,对症治疗好转后择期进行检查。

3. 如患有脊柱疾病、髋关节疾病,需充分进行检查前沟通。

第五节　并发症及处理

尿流动力学检查最常见的并发症为泌尿系感染,其次比较少见的有尿道出血、尿道损伤和急性尿潴留等。

1. **泌尿系感染**　尿流动力学检查后并发尿路感染的发生率为 1.5%~30%,不同的检查人群,尿流动力学检查并发的尿路感染发生率和相关因素亦不尽相同。尿流动力学检查后并发的尿路感染菌株多为常见的下尿路感染菌株,如假丝酵母、变形杆菌、肠球菌、大肠埃希菌、凝固酶阴性葡萄球菌、肺炎克雷伯菌和铜绿假单胞菌等。

无症状性菌尿患者接受尿流动力学检查之前,不需进行尿细菌学培养和预防性使用抗生素。对一些高风险的人群,建议检查完成后预防性服用抗生素,包括检查前保留导尿患者、老年患者、有明显梗阻症状及残余尿者,以及心脏瓣膜修补术者和有感染性心内膜炎史的患者。检查过程中将创伤降低到最低程度、严格无菌操作,对减少尿流动力学检查后感染的发生尤为重要。

2. **其他并发症**　尿流动力学检查的其他并发症,如发热、尿道损伤、肉眼血尿和急性尿潴留相对比较少见,多发生在经尿道插测压管的操作过程中,与患者的原发病变和不当插管操作有关,如 BPH 患者在置管过程中易发生尿道损伤导致尿道滴血或肉眼血尿,严重梗阻的患者在损伤后可能发生急性尿潴留。对这类并发症,及时发现,进行相应的对症处理即可。

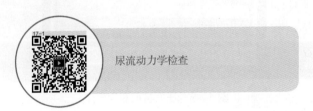

尿流动力学检查

（孙屹然　陈京文　许克新）

参考文献

［1］ Robertson T M, Hamlin A S. Urodynamics. Crit Care Nurs Clin North Am, 2010, 22 (1): 109-120.

［2］ Gammie A, Speich J E, Damaser M S, et al. What developments are needed to achieve less-invasive urodynamics? ICI-RS 2019. Neurourol Urodyn, 2020, 39 (S3): S36-S42.

［3］ Rademakers K, Gammie A, Yasmin H, et al. Can multicentre urodynamic studies provide high quality evidence for the clinical effectiveness of urodynamics? ICI-RS 2019. Neurourol Urodyn, 2020, 39 (S3): S30-S35.

［4］ Gammie A, Almeida F, Drake M, et al. Is the value of urodynamics undermined by poor technique? ICI-RS 2018. Neurourol Urodyn, 2019, 38 Suppl 5: S35-S39.

第十八章 覆膜金属输尿管支架置入术

第一节 概　述

输尿管狭窄是泌尿外科常见的疾病,由于输尿管狭窄引起的上尿路梗阻会导致不同程度的肾积水及肾功能受损,从而带来更为严重的并发症。输尿管狭窄的病因很多,而且狭窄的部位及严重程度也不尽相同,所以在临床中,输尿管狭窄的治疗充满挑战。目前输尿管狭窄的治疗方式包括输尿管、内镜下输尿管球囊扩张术、输尿管支架置入术等,由于输尿管重建术受狭窄段长度及周围组织条件的影响很大,不确定性高,部分手术创伤大,甚至需要肠管等器官代替输尿管进行吻合,手术难度大、并发症相对多,所以临床中很多医生和患者会选择输尿管支架长期置入来确保上尿路的引流通畅,从而保护肾功能。目前临床中使用的输尿管支架产品以双猪尾支架为主,其一端固定于肾盂内,另一端留置于膀胱中,贯穿人体输尿管。大量的临床随访结果发现,超过80%置入双猪尾输尿管支架的患者存在膀胱刺激症状、疼痛及不适感;49%的患者术后出现支架移位、尿液反流和梗阻等并发症。更为严重的是双猪尾输尿管支架在人体日常活动中可发生约2cm的移位,对输尿管及膀胱形成长期物理刺激,导致支架所在的膀胱和肾脏上皮的炎症反应,极易引发感染,诱发血尿,促进结石形成。现阶段,临床中的解决办法是每3~6个月更换一次双猪尾支架,这对患者的生理和心理造成极大负担。此外,输尿管狭窄一般为局部狭窄,整体置入支架不仅抑制了输尿管未病变部位的蠕动性,还限制尿液流量,若有结石附着于支架内壁,由于支架内径小(直径2~3mm)无法及时排出而导致支架堵塞;结石附着于支架外壁同样可导致输尿管闭塞,引流失败。因此,对于输尿管狭窄需要长时间留置输尿管支架进行尿液引流的患者,临床中需要更为理想的输尿管支架来替代传统双猪尾支架,具有更好的输尿管支撑强度并长期保持通畅性,同时具有良好的留置舒适度,从而能够达到保护肾功能,提高患者生活质量的效果。

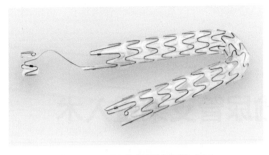

图 18-1 覆膜金属输尿管支架

近年来,国际上出现了节段性自膨胀覆膜金属输尿管支架,此类支架由于节段性支撑及较大的口径(直径 8~10mm),因此具有更好的支撑和引流效果,支架表面的全覆膜结构可以有效地避免因为组织生长而造成的支架堵塞。代表性产品为覆膜金属(Allium)输尿管支架(图 18-1),该支架具有三层结构,中间层为镍钛金属网,金属网的内层和外层覆有聚氨酯膜。镍钛合金编织的金属结构可以使支架承受较大的径向压力,使支架在受到如肿瘤等压迫时能保持管腔的通畅。此外,与其他金属相比,镍钛合金支架的塑形能力较强,置入释放后可以沿输尿管走行方向较好地与管壁贴合,从而增加留置过程中患者的舒适度。支架表面的覆膜结构能够有效防止组织增生导致的支架堵塞,而且具备一定的抗感染和抗结石能力。相对于传统的双猪尾输尿管支架,该支架具有更好的引流效果,也可减少输尿管反流和膀胱刺激症等并发症,在体内留置时间较长,有报道可达 3 年以上。

Moskovitz 等报道了 49 例放置 Allium 输尿管支架的患者,初始成功率为 98%,平均随访 21 个月(1~63 个月),支架通畅率为 85%,其相关并发症包括支架管堵塞、感染、移位及支架结石壳形成等,其中比较常见的是支架的移位,发生率达 14.2%。Bahouth 等报道了 5 个中心 92 例患者的 107 侧输尿管置入覆膜金属输尿管支架的多中心研究,平均随访时间 27 个月,其中有 1 例患者在置入术后 11 个月发现了支架堵塞,21 例患者在支架置入后因原发病死亡,有 11 例患者在支架置入术后 8 个月内发生了支架移位(10.7%)。在没有其他治疗的基础上,有 18 例患者在置入术后 1 年主动拔除了支架,最长随访时间 56 个月,这 18 例患者未出现梗阻相关症状。

本文作者单位于 2018 年 8 月成功完成了国内首例覆膜金属输尿管支架置入手术,截至 2020 年 1 月,已完成一百余例手术,在手术方法及治疗效果方面总结和积累了一定的经验,在此向各位读者介绍。

第二节 手术适应证

从目前已发表的相关文献来看,覆膜金属输尿管支架的适应证还没有明确。根据已有文献的结果及临床经验,覆膜金属输尿管支架适用于以下几类患者:

1. 输尿管狭窄 虽然目前输尿管成形/重建手术仍然是输尿管狭窄手术治疗的"金标准",但是临床上有大量患者由于身体及疾病状态受限而无法行成形/重建手术,也有很多输尿管成形手术失败的患者无法或不愿意再接受二次手术。因此,笔者认为对于输尿管狭窄的患者,如果患者无法或不愿接受输尿管成形/重建手术,或者存在无法解除的梗阻病因(如肿瘤、腹膜后纤维化等),均可考虑行覆膜金属输尿管支架手术(图18-2、图18-3)。目前,输尿管狭窄的病因大致可分为良性输尿管狭窄和恶性输尿管狭窄两类:

（1）良性输尿管狭窄:特发性、医源性(常见于妇科泌尿外科手术)、外伤(常见于穿透伤)、输尿管结石、腹膜后纤维化、输尿管良性肿物(如输尿管多发息肉)、子宫内膜异位症、肾移植术后输尿管膀胱吻合口狭窄、慢性炎症(常见于泌尿系结核和血吸虫病)、先天性畸形(如肾盂输尿管连接部狭窄,右卵巢静脉综合征)和腹部动脉瘤。

（2）恶性输尿管狭窄:输尿管恶性肿瘤(常见于尿路上皮癌)、盆腔放疗、恶性肿瘤尿流改道术后(如输尿管回肠流出道吻合口,输尿管回肠新膀胱吻合口,输尿管皮肤造口)、胃肠道肿瘤、妇科肿瘤、盆腔恶性淋巴结病、腹膜后恶性肿瘤、其他泌尿生殖系恶性肿瘤(如膀胱癌、肾癌、前列腺癌、睾丸癌)。

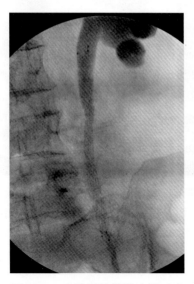 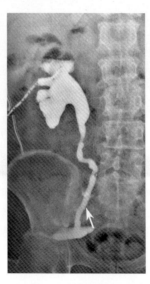

图18-2　因输尿管钬激光结石术后输尿管上段狭窄行覆膜金属输尿管支架置入术

图18-3　因输尿管回肠流出道吻合口狭窄行覆膜金属输尿管支架置入术

2. 输尿管瘘　输尿管瘘多由手术或恶性肿瘤引起,尿液可通过输尿管瘘口流入腹膜后或腹腔,有的通过阴道瘘口流出,形成输尿管阴道瘘。由于覆膜金属支架独特的覆膜结构,跨过瘘口的支架在膨胀后可以通过覆膜结构把瘘口完全封堵,使尿液完全从支架管腔内流出,避免尿液进入到瘘口内,从而达到治疗目的。对于大多数输尿管瘘患者,可在半年后将支架取出,瘘口一般都会愈合理想。此外,国外有学者采用覆膜输尿管支架封堵输尿管静脉瘘甚至输尿管动脉瘘,对瘘口的封堵效果比较理想(图18-4)。

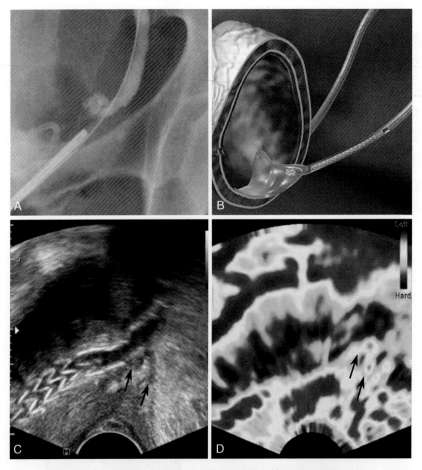

图 18-4　输尿管下段输尿管瘘行覆膜金属输尿管支架置入术

A. 输尿管镜探查及透视下显示输尿管下段瘘口位置；B. 覆膜金属输尿管支架释放后示意图；C、D. 经阴道超声弹性成像显示覆膜金属输尿管支架位置和瘘口位置

3. 输尿管离断　输尿管完全离断多由于医源性盆腔操作或外伤产生，传统治疗方式为输尿管断端吻合术。随着覆膜金属输尿管支架的诞生，这类患者也可以通过顺行和逆行内镜操作下置入覆膜金属输尿管支架的方式处理，我们称之为支架桥接（stent bridging）。支架桥接术式实际上就是用覆膜金属输尿管支架代替了局段缺损的输尿管，该术式利用的是覆膜金属支架完全腔内引流、膜封堵和自膨胀固定的特性（图 18-5）。但笔者认为这种手术方式的问题是支架无法完全从生理上代替缺损的输尿管，所以如果缺损段过长，支架拔除后，局部狭窄的可能性较大。

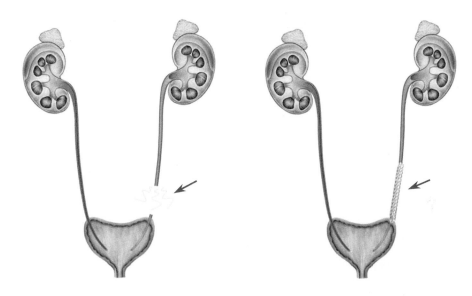

图 18-5　输尿管下段离断的覆膜金属输尿管支架桥接示意图

第三节　手术禁忌证

1. 全身一般情况差,不能耐受麻醉及手术。
2. 需要造影的患者术前存在碘制剂过敏史。
3. 输尿管下段病变合并高张性神经源性膀胱患者(长期留置导尿管者除外)。
4. 近两周内因泌尿系感染导致高热。
5. 无法接受任何类型抗生素治疗。
6. 凝血功能异常或正在接受抗凝药物治疗的患者。
7. 解剖异常无法行逆行或顺行内镜手术。

第四节　术 前 准 备

1. 详细询问病史,尤其是与输尿管狭窄相关的病因及与手术等治疗过程相关的内容。
2. 完善影像学相关检查,如泌尿系超声及泌尿系增强 CT,尽可能明确狭窄部位、长度,以及输尿管周围组织结构情况,影像学评估肾积水情况。
3. 分肾功能评价,尽可能术前行肾动态检查,以明确分肾功能水平,以评估手术价值及为术后随访提供依据。

4. 控制感染,有泌尿系感染的患者,建议术前根据尿培养结果使用治疗剂量抗生素,对于尿培养阴性患者可根据经验用药,使用在尿液中浓度高的广谱抗生素;对于没有泌尿系感染的患者,也应该术前预防性使用抗生素。

5. 与患者充分沟通,了解患者对手术的期望值,告知患者围手术期可能的并发症及远期并发症可能。

第五节 手术设备、器械及耗材

1. **手术设备** 腔内操作时需要使用的腔镜用高清摄像及光源系统;可行截石位透视的手术床;C 形臂 X 线机,如果能有介入手术使用的 C 形臂更好。

2. **手术器械** 根据输尿管狭窄的部位及可能的复杂程度,需要准备的泌尿道内镜包括膀胱镜、输尿管镜和经皮肾镜,以及不同内镜下使用的异物钳。异物钳在调整或拔除支架时需要使用,需要特殊注意的是,在输尿管内输尿管镜下使用异物钳时,尽量采用咬合力较好的齿状异物钳(图 18-6)。

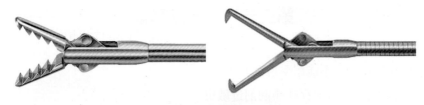

图 18-6 输尿管镜异物钳

3. **手术耗材**

(1) 导丝:对于复杂病例,术中应使用两根导丝,一根为安全导丝,一根为操作导丝。安全导丝可以是标准的聚四氟乙烯涂层材质,价格低廉。一般病例可只留置一根操作导丝,操作导丝可以根据不同情况做出不同选择,最佳的操作导丝应具有好的通过性、支撑性和安全性。笔者推荐使用混合涂层导丝,即头端 3~5cm 质软并具有亲水超滑涂层,导丝体部为聚四氟乙烯涂层材质并具备足够的韧性(硬度)(图 18-7)。导丝的头端可分为直头和弯头(图 18-8),大多数情况直头导丝即可满足需要,但在一些特殊情况下,弯头导丝会起到意想不到的效果。遗憾的是,由于支架的递送装置过长,目前临床中的导丝均为 150cm,在操作中有导丝脱出的可能,所以在输尿管上段狭窄留置支架时,应格外小心。

(2) 输尿管导管:使用输尿管导管的主要目的是造影检查,也可用于收集梗阻段上方的尿液。因此,尽可能选用头端通过性好,不容易造成输尿管穿孔,便于行造影操作及 X 线下显影好的导管。头端有含钨硅胶头的输尿管导管,X 线下显影好且不易造成输尿管穿孔,末

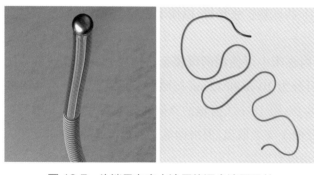

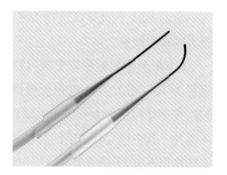

图 18-7　头端具有亲水涂层的混合涂层导丝

图 18-8　直头和弯头两种型号的导丝

端有偏于与注射器相连的接口,便于术中造影操作(图 18-9)。双腔导管最大的优势是具有双腔结构,便于在沿导丝置入导管的同时行造影检查,也便于置入两根导丝;此外,该导管头端的软头也可避免输尿管损伤,导管表面也具备亲水的超滑涂层,增加了导管的通过性(图 18-10)。

(3) 球囊扩张导管:对于大多数患者来说,由于覆膜金属输尿管支架自身的膨胀力不能够把狭窄段扩张开,因此,在置入支架之前,需要先使用球囊扩张导管对狭窄段进行扩张。球囊在加压后能够产生向周围的径向扩张力,从而产生输尿管直径的变化。对于大多数狭窄病例,目前临床中已上市的各个品牌球囊可以满足大多数病例的需求。但是,由于肿瘤、放疗等不利因素的存在,对球囊的性能有一定的要求。理论上球囊爆破压力越高,证明球囊的质量越好,可以承受更高的压力而将困难狭窄段扩张开。目前大多数品牌球囊的爆破压力为 2 026.5kPa(厂家常标注 atm 作为压力单位,但该单位为非法定计量单位,目前已经废止,1atm=101.325kPa),U30 球囊爆破压力可以达到 3 039.75kPa,在一些复杂病例中可以使用(图 18-11)。球囊长度一般 4~10cm 不等,可根据狭窄段的长度进行选择,如狭窄段过长,需要选择可重复扩张的球囊,逐段进行扩张。球囊扩张直径能够达到 15F 以上即可满足覆膜金属输尿管支架置入的要求,但需要注意的是,对于大多数输尿管狭窄,球囊扩张后输尿管都会

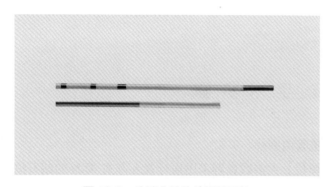

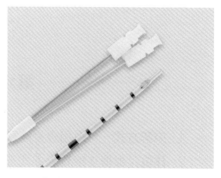

图 18-9　头端含钨的输尿管导管

图 18-10　双腔输尿管导管

有一定的回缩,因此建议选择18F或21F的球囊扩张导管,以便于覆膜金属输尿管支架达到最大的膨胀效果。

(4) 覆膜金属输尿管支架:目前国内临床中可使用的覆膜金属输尿管支架递送装置的直径为10F(图18-12),按照长度型号可分为10cm和12cm,按照释放后直径可分为24F和30F,按照结构可分为有锚和无锚(图18-13、图18-14),有锚的支架还分为逆行置入和顺行置入两种。其中锚起到一定的固定作用及便于支架取出,但根据笔者的临床经验,锚对支架固定的作用不大,无锚支架在取出过程中也没有问题。

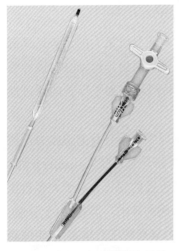

图 18-11　U30 球囊扩张导管

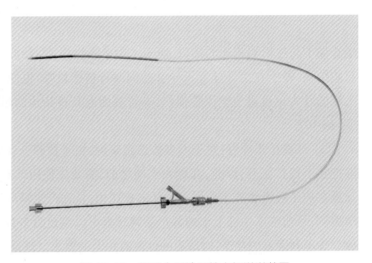

图 18-12　覆膜金属输尿管支架递送装置

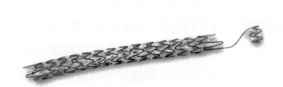

图 18-13　覆膜金属输尿管支架(有锚)

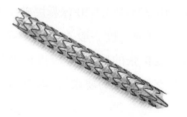

图 18-14　覆膜金属输尿管支架(无锚)

第六节　手术步骤

1. **麻醉方式**　可采用全身麻醉或椎管内麻醉。

2. **体位**　根据支架置入方式选择体位。大多数患者采用逆行置入方式,标准的截石位即可。如选择顺行置入,则可根据术者经皮肾造瘘术的习惯选择俯卧位或侧卧位。对于复

9. **释放后支架位置的调整**　这种支架的位置调整较为困难,因此释放时需谨慎小心,尽量避免出现支架位置不理想的情况。如果确实出现了支架位置不理想,需要调整,常用的方法有以下几种:①使用异物钳夹住支架尾端进行调整,但如果力量过大可能造成支架的结构解体,因此在用异物钳调整的时候不能用力过大或频繁更换钳夹的位置,以避免破坏支架结构。②把异物钳张开后置入支架管腔内,通过张开的异物钳对管壁的摩擦力调整支架。③在支架内置入球囊,膨胀后的球囊和支架管壁间会产生较大的摩擦力,然后通过拖拽球囊调整支架。需要强调的是,以上三种方法仅限于支架向输尿管远端调整。如果需要将支架向输尿管近端调整,可以将输尿管镜置入支架腔内,顶住支架管壁向上推,但成功率不高,或者改行顺行进镜按照以上方法调整。

10. **再次逆行造影**　确认支架位置及输尿管通畅性(图 18-22)。对于感染风险高、巨大肾积水泌尿功能差的患者,可留置输尿管导管观察一天后拔除。如果术前留置肾造瘘管,可夹闭观察一天后拔除。

11. **串联多根支架置入**(图 18-23)　如果输尿管狭窄段超过 10cm,则目前的单根覆膜金属输尿管支架就不能完全覆盖狭窄段,需要两根甚至三根支架串联在一起,才能达到理想的长度。在串联置入支架的时候,需要注意的是两点:①逆行置入时,先置入近端支架,再串联置入远端支架,如果顺序颠倒,可能会在置入第二根支架的时候,操作造成第一根的移位;②串联置入的两根支架,应该在头端套入重合 2cm 左右,如果是"头对头"的连接,会造成连接处的再狭窄。

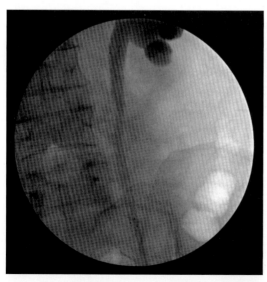

图 18-22　覆膜金属输尿管支架释放后,再次造影提示支架及输尿管管腔通畅。可见支架上下两端的标记(各三个分开的黑点)

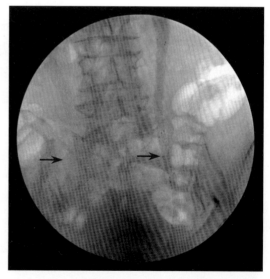

图 18-23　双侧各置入两根串联的覆膜金属输尿管支架

箭示串联支架的头端套入重合处

第七节　术后检查及随访

1. 术后抗生素治疗或预防感染,保证液体入量,监测出入量。

2. 术后完善血常规、血肌酐、电解质及降钙素原等常规化验检查;术后第一天查 KUB,观察支架位置及有无肾脏内造影剂残留。如化验检查无明显问题可出院。

3. 建议患者术后第一个月、第三个月及每半年复查一次。每次复查时行血常规、尿常规、尿培养、血肌酐、KUB 检查及排尿后双肾超声检查,每年查一次泌尿系统 CT,必要时复查肾动态显像。

4. 目前,覆膜金属输尿管支架在我国注册证上的体内留置时间为一年,而欧洲已将该产品的体内留置时间延长至三年。国外也有很多医生的观点和临床实践是对患者密切随访,只要未出现支架相关并发症,支架引流通畅,可继续在体内长时间留置。因此,需要与患者充分沟通,确定支架留置方案。令人欣慰的是,由北京大学人民医院泌尿外科牵头,联合全国多家医学中心,已经开始了评估覆膜金属输尿管支架长期留置的有效性和安全性的观察研究,为临床实践提供更多依据。

第八节　覆膜金属输尿管支架的拔除

当覆膜金属输尿管支架需要拔除时,可根据不同的部位,使用膀胱镜、输尿管镜或肾镜及相应的异物钳,将支架拔除。在一定的拉力下,覆膜金属输尿管支架会解体成线状,便于支架的拔除(图 18-24)。如果支架表面结石较多,应在碎石后再拔除支架;如果支架拔除困难,可采用顺行逆行结合的方式拔除,切忌使用蛮力,以避免输尿管的严重损伤。

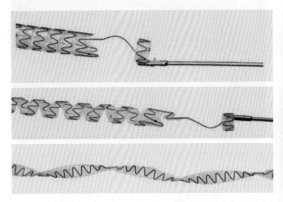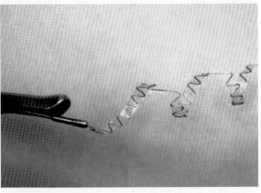

图 18-24　用异物钳将支架解体后取出

第九节　术中并发症及处理

1. **术中血尿**　术中血尿多见于球囊扩张后输尿管管壁出血,大量血尿少见,如不影响操作,可继续手术;如血尿严重,影响操作视野,可暂停手术等待血尿好转再行手术,也可留置双猪尾管再二期手术。

2. **输尿管穿孔**　输尿管穿孔也多见于球囊扩张的部位,只要导丝位置正常,覆膜支架能够覆盖穿孔部位及狭窄段,可继续手术操作;如因输尿管镜操作导致的非狭窄部位穿孔,则应暂停或缩短手术操作,在术毕留置 DJ 管。

3. **输尿管离断**　如手术操作导致输尿管离断,如果导丝位置正常,断端距离短,可留置支架等待自行愈合;如导丝脱出,内镜下无法找到输尿管两个断端,则建议行开放手术进行修补重建。

4. **尿源性脓毒症**　尿源性脓毒症死亡风险高,重在预防,如术中出现,应立刻终止手术,留置普通支架或肾造瘘管,抗感染抗休克治疗。

第十节　术后并发症及处理

1. **术后血尿**　术后血尿很常见,多因术中操作引起,患者术后早期平卧休息后,大多可缓解。笔者观察到的术后血尿最长持续时间为 2 个月。

2. **支架移位**　支架移位大多发生于术后半年内,国外文献报道发生率较高,近 15%。笔者所在单位目前观察到的支架移位例数为 5 例,发生率不到 5%。由于该支架是节段性支架,以自膨胀方式固定,且支架表面为覆膜结构,故不可完全避免该并发症的发生。支架可移位至肾盂、膀胱或输尿管其他位置(图 18-25)。当支架发生移位时,可按照前述方法进行位置调整,如调整失败,则拔除支架后探查输尿管狭窄段,判断狭窄段是否仍然存在,如仍有狭窄,可更换新的支架。笔者所在单位有 2 例支架移位患者狭窄段已治愈,随访结果良好。根据笔者临床经验,短段轻度狭窄容易出现支架的移位;

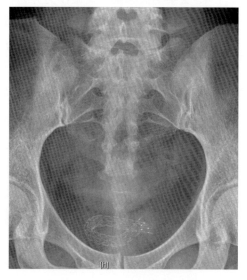

图 18-25　下段支架移位至膀胱

输尿管上段或下段狭窄的患者在置入支架时,肾盂或膀胱内的支架头端不要过长;中段狭窄的患者应尽量把狭窄段置于支架中点附近。

3. **支架头端再狭窄**　覆膜金属输尿管支架为节段性支架,因此支架的两个头端至少有一端会位于输尿管管腔内,产生支架头端与输尿管管腔的摩擦,从而容易诱发组织增生,造成管腔的再次狭窄。笔者在临床中遇到了4例支架头端再次出现梗阻的患者,均为放疗所致的长段输尿管狭窄的患者,术后1个月即出现(图18-26),内镜下可见支架头端的输尿管管壁组织增生明显,堵塞管腔。处理方法为在狭窄处再串联放置一根覆膜输尿管支架(图18-27)。

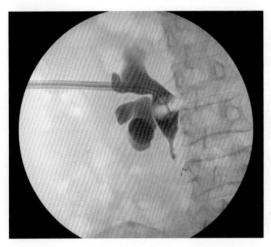
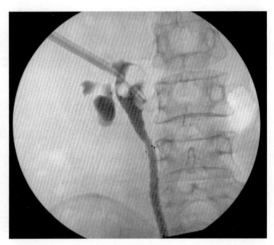

图18-26　顺行造影显示支架上端的狭窄　　图18-27　在原支架头端再次串联一根覆膜金属输尿管支架,造影显示管腔通畅

4. **支架相关感染**　支架作为异物存在尿路系统中,容易诱发支架相关感染。感染会导致支架表面生物膜的形成,从而形成大量的菌膜甚至结石,时间久了会堵塞支架。因此,在患者随访时应该重视尿常规及尿培养的检查,如尿培养阳性,应给予敏感抗生素的治疗,必要时更换新的支架。

5. **支架继发性结石**　支架的覆膜结构和涂层虽然能够降低结石的发生率,但也不能完全避免继发性结石的形成。笔者认为最重要的原因是我们还没有办法完全避免支架相关的感染,长期感染就会导致结石的形成。笔者所在单位处理了两例支架继发结石形成的病例,结石成分均为感染相关的碳酸磷灰石。当支架出现结石形成时,可以不用马上更换新的支架,因为支架宽大的管腔,为我们的内镜下碎石提供了可行性。需要注意的是,处理结石时应选用气压弹道作为碎石工具,而不能使用激光,因为激光碎石会导致支架覆膜的破损。如患者反复出现支架结石,建议更换支架。

6. **下尿路症状**　覆膜金属输尿管支架为节段性支架,在膀胱内没有或有较短的支架头端,因此大多数患者没有明显的下尿路症状。但如果患者的膀胱炎较重(尤其是放射性膀胱炎),症状就会比较明显。笔者就遇到一位这样的患者,患者放疗后留置覆膜金属输尿管支架出现明显的下尿路症状,患者坐位时症状更明显。膀胱镜下可见膀胱黏膜呈炎症水肿,支架头端在膀胱内略长。我们处理的方法是调整支架位置,使支架在膀胱内的长度尽可能少,调整后患者症状很快缓解。

7. 支架压迫髂动脉　支架压迫髂动脉为罕见并发症,笔者在临床中仅观察到 1 例。该患者为放疗后输尿管狭窄患者,置入覆膜金属输尿管支架后出现典型的间歇性跛行症状,CTA 提示右侧髂外动脉轻度受压(图 18-28),考虑支架压迫所致,给予扩血管药物治疗,2 周后症状缓解。随访观察 1 年,未再出现明显症状复发。笔者认为该并发症的出现与放疗后广泛的腹膜后纤维化相关。

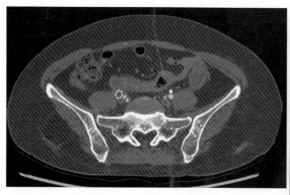
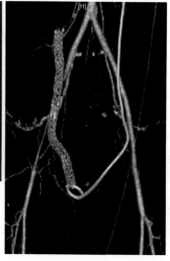

图 18-28　CTA 提示覆膜金属输尿管支架压迫右侧髂外动脉

覆膜金属输尿管支架置入术是一种新的临床技术和手段,能够帮助我们解决临床中很多棘手的输尿管狭窄病例,提高了患者的生活质量,保护了患者的肾脏功能。但是,作为一种新技术、新产品,还有很多未知的问题等待我们去总结探索,所以需要医生在手术操作中谨慎小心,术后做好长期密切随访,及时发现问题和解决问题,避免严重并发症的发生,让患者得到最大的获益。

(胡浩)

覆膜金属输尿管支架置入术

参考文献

［1］ Fiuk J, Bao Y, Callear J G, et al. The use of internal stents in chronic ureteral obstruction. J Urol, 2015, 193(4): 1092-1100.

［2］ Liberman D, McCormack M. Renal and urologic problems: management of ureteric obstruction. Curr Opin Support Palliat Care, 2012, 6(3): 316-321.

［3］ Calleary J G. Chronic indwelling ureteral stents—what is the optimal approach?. J Urol, 2011, 185(6): 2016-2017.

［4］ Pavlovic K, Lange D, Chew B H. Stents for malignant ureteral obstruction. Asian J Urol, 2016, 3(3): 142-149.

［5］ Srivastava A, Gupta R, Kumar A, et al. Routine stenting after ureteroscopy for distal ureteral calculi is unnecessary: results of a randomized controlled trial. J Endourol, 2003, 17(10): 871-874.

［6］ Oderda M, Lacquaniti S, Fasolis G. Allium stent for the treatment of a malignant ureteral stenosis: A paradigmatic case. Urologia, 2018, 85(2): 87-90.

［7］ Kallidonis P, Kotsiris D, Sanguedolce F, et al. The effectiveness of ureteric metal stents in malignant ureteric obstructions: a systematic review. Arab J Urol, 2017, 15(4): 280-288.

［8］ Khoo C C, Abboudi H, Cartwright R, et al. Metallic ureteric stents in malignant ureteric obstruction: a systematic review. Urology, 2018, 118: 12-20.

［9］ Shaheen T, Edirisinghe T, Gabriel M, et al. In vitro encrustation of a semi-permanent polymer-covered nitinol ureter stent: an artificial urine model. Urolithiasis, 2014, 42(3): 203-207.

［10］ Moskovitz B, Halachmi S, Nativ O. A new self-expanding, large-caliber ureteral stent: results of a multicenter experience. J Endourol, 2012, 26(11): 1523-1527.

［11］ Leonardo C, Salvitti M, De Nunzio C, et al. Allium stent for treatment of ureteral stenosis. Minerva Urol Nefrol, 2013, 65(4): 277-283.

［12］ Sampogna G, Grasso A, Montanari E. Expandable metallic ureteral stent: indications and results. Minerva Urol Nefrol, 2018, 70(3): 275-285.

［13］ Bahouth Z, Meyer G, Halachmi S, et al. Multicenter experience with allium ureteral stent for the treatment of ureteral stricture and fistula. Harefuah, 2015, 154(12): 753-756, 806.

69